essentials

essentials liefern aktuelles Wissen in konzentrierter Form. Die Essenz dessen, worauf es als „State-of-the-Art" in der gegenwärtigen Fachdiskussion oder in der Praxis ankommt. *essentials* informieren schnell, unkompliziert und verständlich

- als Einführung in ein aktuelles Thema aus Ihrem Fachgebiet
- als Einstieg in ein für Sie noch unbekanntes Themenfeld
- als Einblick, um zum Thema mitreden zu können

Die Bücher in elektronischer und gedruckter Form bringen das Expertenwissen von Springer-Fachautoren kompakt zur Darstellung. Sie sind besonders für die Nutzung als eBook auf Tablet-PCs, eBook-Readern und Smartphones geeignet. *essentials*: Wissensbausteine aus den Wirtschafts, Sozial- und Geisteswissenschaften, aus Technik und Naturwissenschaften sowie aus Medizin, Psychologie und Gesundheitsberufen. Von renommierten Autoren aller Springer-Verlagsmarken.

Weitere Bände in dieser Reihe http://www.springer.com/series/13088

Albin Waid

Audiobiografie und Hörerleben

Eine Einführung für Psychotherapeuten, Musiktherapeuten und Berater

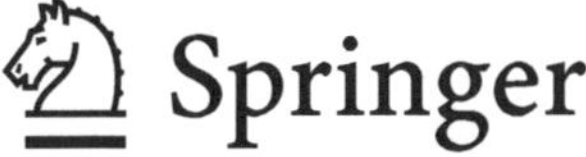

Dr. Albin Waid
Linz, Österreich

ISSN 2197-6708   ISSN 2197-6716 (electronic)
essentials
ISBN 978-3-658-13525-6   ISBN 978-3-658-13526-3 (eBook)
DOI 10.1007/978-3-658-13526-3

Die Deutsche Nationalbibliothek verzeichnet diese Publikation in der Deutschen National-
bibliografie; detaillierte bibliografische Daten sind im Internet über http://dnb.d-nb.de abrufbar.

Gedruckt auf säurefreiem und chlorfrei gebleichtem Papier

Springer ist Teil von Springer Nature
Die eingetragene Gesellschaft ist Springer Fachmedien Wiesbaden GmbH

Was Sie in diesem *essential* finden können

- Eine Einführung in die theoretischen Grundlagen einer Psychologie des Hörens
- Eine Definition der Konstrukte Audiobiografie und Hörerleben
- Aktuelle Ansätze der Hörforschung im Kontext von Therapie und Beratung
- Zahlreiche Anregungen zur Exploration Ihrer eigenen Audiobiografie
- Mögliche Implikationen einer Psychologie des Hörens für die therapeutische Praxis

Inhaltsverzeichnis

Einleitung: das Hören in Alltag und Biografie des Menschen

Vielleicht sind Musik und Klang ja auch für Sie persönlich etwas ganz Besonderes – genauso wie für die Menschen, mit denen Sie tagtäglich zu tun haben. Ich führe Sie mit diesem *essential* in das junge Forschungsfeld einer Psychologie des Hörens ein (vgl. Waid 2015). Diese baut auf den physiologischen Grundlagen des Hörens (vgl. Waid 2015, S. 44–53) auf und geht gleichzeitig weit über sie hinaus. Ich definiere das Hören beim Menschen als einen in die Lebensverhältnisse und die ontogenetische Entwicklung eingebetteten interaktiven Prozess, der auch Handlungsaspekte umfasst. Daher habe ich bei der Entwicklung einer Psychologie des Hörens in der Verbindung öko-, kultur- und biografisch-psychologischer Ansätze (Boesch 1980; Mogel 1984, 1990; Thomae 1985, 1996) vor allem die Bedeutung des Hörens für den Menschen in Alltag und Biografie hervorgehoben und in der Theoriebildung auf der Grundlage empirischer Erhebungen in fünf europäischen Ländern (Irland, Italien, Norwegen, Österreich und Portugal) thematisiert. Dabei haben sich Audiobiografie (Wie entwickelt sich das Hören in der individuellen Ontogenese des Menschen?), Hörerleben (Wie bewerten und erleben Menschen Musik und Klang sowie deren Abwesenheit?) und Hörverhalten (Wie setzen Menschen Musik und Klang aktiv zur Gestaltung ihrer persönlichen Hörräume ein?) als zentrale Kategorien in der ökopsychologischen und audiobiografischen Beschreibung des komplexen Prozesses „Hören" beim Menschen herauskristallisiert.

Im Bewusstsein vieler offener Fragen und des bestehenden Bedarfs akkurater weiterführender empirischer Untersuchungen zum Thema biete ich Ihnen in diesem *essential* die vorläufige Essenz einer Psychologie des Hörens an, die ich eng mit Ihrem therapeutischen Berufsfeld verwebe. Ich lege den Schwerpunkt der Betrachtung allerdings bewusst auf einen reflektierten Umgang mit der eigenen Audiobiografie (siehe Kap. 2) und dem persönlichen Hörerleben (Kap. 3), damit

© Springer Fachmedien Wiesbaden 2016
A. Waid, *Audiobiografie und Hörerleben*, essentials,
DOI 10.1007/978-3-658-13526-3_1

Sie vor diesem Hintergrund in der Verbindung beider Konstrukte (Kap. 4) auch Klienten die Ressourcen von Musik und Klang in Vergangenheits-, Gegenwarts- und Zukunftsbezug erschließen können. Gemeinsam wollen wir also herausfinden, wie es gelingen kann, in der Kommunikation und Interaktion mit Klienten deren Selbstaktualisierung (vgl. Mogel 2008a, S. 61) und das Erleben von Geborgenheit (vgl. Mogel 1995, 2008a, 2016, S. 105–115) durch das Miteinbeziehen von Audiobiografie und Hörerleben im therapeutischen Prozess zu unterstützen.

1.1   Das Hören im Alltag des Menschen

Das Hören des Menschen ist immer eingebunden in einen Kontext und vollzieht sich in Wechselwirkung mit einer Hörumwelt, von der wir selbst Teil sind (vgl. Waid 2015). Daraus folgt, dass das Hören beim Menschen durch eine kontrollierte Untersuchungssituation nur partiell erschlossen werden kann und vielmehr in seiner alltagsweltlichen Ausprägung untersucht werden muss. Dies habe ich im Zuge der empirischen Datenerhebungen zur Entwicklung einer Psychologie des Hörens in fünf verschiedenen europäischen Ländern getan.

Klänge sind Bedeutungsträger. Darüber hinaus können Sie konkreten Lebenssituationen aber auch Bedeutung verleihen, wie uns Keira Knightley und Mark Ruffalo im Film „Begin Again" (Carney et al. 2014) anschaulich zeigen. Das Hören im Alltag des Menschen entfaltet sich also im Rahmen einer situativ gebundenen Dynamik, die von

1. der emotionalen Gestimmtheit,
2. den beteiligten Interaktionspartnern,
3. der Beschaffenheit des Hörraums (vgl. Waid 2015, S. 141–144) und
4. der Bewertung der vorhergegangenen Faktoren durch das hörende Individuum

abhängig ist. Diese Abhängigkeit kann als wechselseitig charakterisiert werden, denn, wie wir uns emotional fühlen, mit wem wir in einer Hörsituation zusammen sind, wie der Hörraum, in dem wir uns aktuell befinden, beschaffen ist und wie wir die Gesamtheit der Situation bewerten, wirkt sich auf das Erleben von Musik und Klang ebenso aus, wie Musik und Klang unsere emotionale Gestimmtheit, sozialen Kontakte, den akustischen Raum und auch unsere internen Bewertungsprozesse (vgl. Mogel 1984) bestimmen und beeinflussen, ja sogar modellieren können.

1.2   Das Hören in der Biografie des Menschen

Wie und was Sie in einer bestimmten Alltagssituation hören, ist von Ihrer persönlichen Audiobiografie abhängig (vgl. Waid 2015, S. 137–153). Diese ist etwas zutiefst Gewordenes, ein Ergebnis der bisher von Ihnen persönlich gemachten, bewerteten und höchst individuell verarbeiteten Erfahrungen. Dabei spielt auch die neuronale Plastizität Ihres auditorischen Cortex eine zentrale Rolle (vgl. Trainor 2008, S. 598 f.; Waid 2015, S. 36–44; Weinberger 2004, S. 71 f.). Stellen Sie sich vor, Sie haben Ihre gesamte Audiobiografie, also alles, was Sie bisher in Ihrem Leben gehört haben, ständig mit sich (vgl. Waid 2015, S. 360). Ihr auditorischer Cortex reift erfahrungs- und nutzungsabhängig heran, abhängig davon, womit Sie sich – vor allem mit Begeisterung – beschäftigen (vgl. Hüther 2011, S. 161–171). Das Gehörte hat sich in Ihnen also unter anderem mit Emotionen, Bewertungen, Erinnerungen, Sehnsüchten und Kognitionen verwoben und strukturiert so Ihr aktuelles Hörerleben.

1.3   Methodische Grundlagen bei der Entwicklung einer Psychologie des Hörens

Basierend auf der oben erläuterten theoretischen Fundierung in der Verbindung von Öko- (Mogel 1984, 1990), Kultur- (Boesch 1980) und biografischer Psychologie (Thomae 1985, 1996) gemeinsam mit Ansätzen der Hörforschung (Schafer 2006) wurden die übergeordneten Kategorien der Audiobiografie, des Hörerlebens und des Hörverhaltens auch empirisch untersucht. Das Datenmaterial wurde mittels teilstrukturierter Leitfadeninterviews (n = 57) mit Studierenden an Pädagogischen Hochschulen und Universitäten in fünf europäischen Ländern (Irland, Italien, Norwegen, Österreich, Portugal) gewonnen und mithilfe der Qualitativen Inhaltsanalyse (nach Mayring 2010) sowie der Grounded Theory (nach Breuer 2010) ausgewertet. Daran anschließend wurde das qualitativ erhobene Datenmaterial auch quantifiziert und einer quantitativen Auswertung unterzogen.

Die Entwicklung einer Psychologie des Hörens erfolgte somit in den folgenden zehn Schritten:

1. Ökopsychologische und transkulturelle Grundlegung des Erkenntnisinteresses,
2. Theoriegeleitete Ableitung der drei übergeordneten Kategorien Audiobiografie, Hörerleben und Hörverhalten,
3. Entwicklung des Interviewleitfadens in zwei Vorstudien,

4. Datenerhebungen in drei Hauptstudien,
5. Zusammenfassung und induktive Kategorienbildung (mit deduktiven Anteilen) nach Mayring (2010) zur Bildung des Kategoriensystems,
6. Auswertung des gesamten Textmaterials und Quantifizierung (zusammenfassende und strukturierende Inhaltsanalyse),
7. Qualitative Theorie- und Typenbildung,
8. Quantitative Analysen,
9. Integrative thematisch strukturierte Aufbereitung der Ergebnisse sowie
10. Resümee und kritische Reflexion des Forschungsprozesses (vgl. Waid 2015, S. 122–126).

1.4   Hinweise für die Arbeit mit diesem *essential*

Ich lade Sie nun ein, in diesem *essential* Ihre eigenen Hörerfahrungen auf der Grundlage der beiden Konstrukte Audiobiografie und Hörerleben bewusst zu reflektieren. Zu diesem Zweck habe ich einige Hör-Übungen für Sie zusammengestellt, die ich in jedem Kapitel einfließen lasse. So werden Sie durch die Lektüre dieses *essentials* und die Auseinandersetzung mit Ihrer eigenen Audiobiografie und Ihrem persönlichen Hörerleben in vielerlei Hinsicht neu hören lernen. Vor allem aber werden Sie Ihre Klienten im therapeutischen Prozess dabei unterstützen können, sich die Ressource von Musik und Klang in Alltag und Biografie besser zu erschließen.

Die Audiobiografie

2

Die Audiobiografie steht in einem engen Zusammenhang mit der persönlichen Entwicklung des hörenden Individuums und umfasst den gesamten Vergangenheitsbezug einer Psychologie des Hörens im betreffenden Individuum (vgl. Waid 2015, S. 137–153). Sie konstituiert sich also aus der Gesamtheit der Höreindrücke, die ein Individuum bewusst oder unbewusst nachhaltig geprägt haben (vgl. Waid 2015, S. 138) und wirkt zugleich moderierend auf das Hörerleben des Menschen. Sie bedingt dadurch interindividuelle Unterschiede sowohl in der Einstellungsstruktur in Bezug auf Musik und Klang als auch im konkreten Hör-Handeln von Individuen. Da das Hören beim Menschen stets eingebettet in einen Kontext, also situiert erfolgt (siehe Kap. 1), ist die Audiobiografie auch charakterisiert von Kontextinformationen, die gemeinsam mit einem Hörereignis vom Individuum als bedeutsam eingestuft wurden oder dieses auch mitkonstituieren (vgl. Waid 2015, S. 36–44, S. 58 f.). Darüber hinaus lässt sich die Audiobiografie in ihrem Ursprung und ihrer Entwicklung systematisch beschreiben (vgl. Waid 2015, S. 141–153). In diesem Kapitel wenden wir uns der Strukturierung der Audiobiografie (Abschn. 2.1), ihrem Beginn in der Ontogenese des Menschen (Abschn. 2.2), ihren exemplarischen Stationen in Form von prägenden Hörerlebnissen (Abschn. 2.3) sowie ihrer intra- und interindividuellen Variabilität (Abschn. 2.4), den Typen des Hörens (Abschn. 2.5) und schließlich den aus diesen thematischen Bereichen ableitbaren Implikationen für die therapeutische Praxis (Abschn. 2.6) zu.

© Springer Fachmedien Wiesbaden 2016
A. Waid, *Audiobiografie und Hörerleben*, essentials,
DOI 10.1007/978-3-658-13526-3_2

2.1   Die Strukturierung der Audiobiografie

Die Audiobiografie beim Menschen lässt sich mittels der Kategorien

1. Chronologie des Hörens,
2. Topografie des Hörens,
3. Bezugspersonen,
4. Bedeutungsrelationen sowie
5. Kontinuität und Variabilität des Hörens

strukturieren und näher beschreiben (vgl. Waid 2015, S. 141–148). Damit sind die zeitlichen, örtlichen und sozialen Dimensionen der Audiobiografie gemeinsam mit Aspekten ihrer Entwicklung und der Zuschreibung von Bedeutungen in diesem Konstrukt erfasst. Jedes einzelne Hörerlebnis lässt sich somit aufgrund seiner zeitlichen und örtlichen Positionierung im Lebenslauf, der Verbindung mit Interaktionspartnern und der Differenzierung zwischen Denotationen und Konnotationen von Musik und Klang definieren. Eine Sonderstellung in der Charakterisierung von persönlich bedeutsamen Hörereignissen nehmen Klang-Konnotationen ein, die über die Verknüpfung von Hör-Erinnerungen mit konkreten Lebenssituationen Aufschluss geben können (vgl. Waid 2015, S. 146, 303–312). Darüber hinaus gibt die Summe der prägenden Hörerinnerungen, die in der Entwicklung einer Psychologie des Hörens auf der Basis von autobiografischen Aussagen von Menschen erhoben wurden (vgl. Waid 2015, S. 100–120), Aufschluss über typische Entwicklungslinien innerhalb der Audiobiografie. Doch wann beginnt der Mensch denn überhaupt zu hören? Dieser Frage wollen wir im folgenden Exkurs nachgehen.

2.2   Der Beginn der Audiobiografie – pränatales Hören

Hopkins und Johnson (2005; zit. in Parncutt 2009, S. 219) betonen gemeinsam mit Smotherman und Robinson (1990; zit. in Parncutt 2009, S. 219) die entscheidende Bedeutung der pränatalen Phase für die allgemeine Entwicklung des Menschen. Parncutt (2009, S. 219) gibt dabei zu bedenken, dass die zentrale Rolle der pränatalen Entwicklung in der Natur-Umwelt-Debatte lange übersehen wurde.

Vor diesem Hintergrund wollen wir zunächst einmal zwischen

1. pränatalem,
2. perinatalem und
3. postnatalem

Hören unterscheiden. Das Hören – und damit auch das Wahrnehmungslernen (vgl. Parncutt 2009, S. 222) – beginnt bereits im Mutterleib, verändert sich ab dem Zeitpunkt der Geburt durch den Übergang von einem flüssigen Medium in das der Luft und entwickelt sich nach der Geburt in Abstimmung mit der neuronalen Hörbahn und dem auditorischen Cortex zeitlebens weiter (vgl. Waid 2015, S. 48–53).

Parncutt (2009, S. 220) spricht von einer Aufnahme der Cochleatätigkeit in der 20. Woche, einem Erreichen der Erwachsenengröße der Cochlea (Schnecke, für das Hören maßgeblicher Teil des Innenohrs) in der 25. Woche und einer Weiterentwicklung derselben bis zur Geburt. Im selben Zeitraum kann auch der Beginn des Hörens angesetzt werden. Hüther (2005, S. 85 f.) weist in diesem Zusammenhang darauf hin, dass sich der tatsächliche Beginn der Hörfähigkeit nur indirekt erforschen lässt. Schick (2012, S. 52 f.) nennt in diesem Zusammenhang 1) Schreckreaktionen des Fötus auf laute Geräusche sowie 2) die Aufnahme motorischer Aktivität (z. B. das Treten gegen die Bauchdecke der Mutter) als Indikatoren für die Aufnahme der Hörfähigkeit. Nach Parncutt (2009, S. 220) ist es dem Fötus durch die höhere Schallgeschwindigkeit in einem flüssigen Medium und die geringen Laufzeitunterschiede zunächst allerdings noch nicht möglich, Schallquellen zu identifizieren.

Toop (2010, zit. in Waid 2015, S. 49) spricht im Vergleich von Hören und Sehen von einer pränatalen Dominanz des Hörsinns und einer postnatalen Dominanz des Sehsinnes. Parncutt (2009, S. 220) erweitert diese Sichtweise auf eine pränatale Dominanz des Hörsinns auch gegenüber taktilen, olfaktorischen und gustatorischen Sinneseindrücken. Diese lässt sich nach Hüther (2005, S. 85 f.) und Parncutt (2009, S. 221) vor allem auf

1. den Herzschlag,
2. Organklänge,
3. die Atmung,
4. Schritte und
5. den Stimmklang der Mutter sowie
6. weitere Klänge

zurückführen, die von außen zum Fötus durchdringen. Dieser ist nach Parncutt (2009, S. 221) somit unterschiedlichsten akustischen Informationen ausgesetzt.

Die pränatale Wahrnehmung akustischer Merkmale erfolgt in erster Linie prosodisch (vgl. Hüther 2005, S. 87 f.). Parncutt (2009, S. 223 f.) betont das Zusammenspiel von Klang, Bewegung und Emotion in der intrauterinen Lebenswelt des Fötus.

Eine als klassisch einzustufende Untersuchung von DeCasper und Fifer (1980; zit. in Parncutt 2005, S. 22; Parncutt 2009, S. 221 f.; Spitzer 2002, S. 155) zeigte, dass zwei Tage alte Säuglinge bereits die Stimme der Mutter von anderen unterscheiden konnten. DeCasper und Spence (1986; zit. in Spitzer 2002, S. 155) konnten unter Verwendung derselben Methode auch eine Präferenz für pränatal bereits gehörte Geschichten nachweisen.

Tomatis (2009, S. 168) stellt fest, dass das Gehör peri- und postnatalen Adaptationserfordernissen unterliegt – immerhin handelt es sich bei der Geburt im Hinblick auf das Hören beim Menschen um einen Übergang von einem flüssigen Medium in das der Luft.

In der postnatalen Entwicklung des Hörens beim Menschen hebt Schick (2012, S. 100) das kontinuierliche Sinken der Hörschwelle (das ist die minimale Lautstärke oder der Schallintensitätspegel, bei dem Schallquellen mit einer bestimmten Frequenz wahrgenommen werden können), die erst (oder bereits) im Alter von zwei Jahren das Erwachsenenniveau erreicht sowie die Reifung der Hörbahn durch Myelinisierung und synaptische Verbindungen hervor.

Damit ist der Beginn der Audiobiografie eindeutig pränatal zwischen der 20. und 24. Schwangerschaftswoche zu verorten. Diese frühesten Hörerfahrungen sind allerdings einer empirischen Erhebung im Sinne der hier vorgestellten Psychologie des Hörens nur schwer zugänglich.

Zusammenfassend kann also gesagt werden, dass es sowohl quantitativ als auch qualitativ pränatal mehr zu hören als zu sehen gibt; wir sind bereits vor unserer Geburt in Klänge eingebettet und lernen so sehr früh, dass Hören, Bewegen und Fühlen untrennbar miteinander verbunden sind.

In der Erfüllung der von Hüther (2005, S. 125–148) definierten Grundbedürfnisse des Menschen, nämlich Autonomie (im Sinne von Über-sich-Hinauswachsen) und Verbundenheit (vgl. Schnarch 2011, S. 72, 98–100), kann die pränatale Phase der menschlichen Entwicklung wohl als Urzustand der Geborgenheit definiert werden (vgl. Mogel 2016, S. 14). Diese frühe Klangkulisse, in die wir zu Beginn unseres Lebens eingebettet sind, kann auch als Erklärungsgrundlage für die Sehnsucht nach Naturklängen (vgl. Waid 2015, S. 259–266) und die positive Bewertung derselben herangezogen werden. Kennen Sie zum Beispiel die Hörerfahrung, wenn Sie einem tosenden Ozean lauschen, oder auch einem Wasserfall? In dieser lautstarken Klangkulisse finden manche Menschen die Stille. Ein Beleg dafür, dass Lärm eine von der persönlichen Audiobiografie moderierte qualitative Größe ist und sich in dem hier vorgestellten Verständnis nur bedingt quantifizieren lässt.

2.3　Exemplarische Stationen der Audiobiografie

Die Chronologie des Hörens lässt sich in die folgenden Subkategorien einteilen:

1. Frühe Kindheit,
2. Primarstufe,
3. Sekundarstufe 1,
4. Sekundarstufe 2 sowie
5. Erwachsenenalter (vgl. Waid 2015, S. 141).

Damit greift diese Kategorisierung auf die durch ökopsychische Übergänge (vgl. Mogel 1984, S. 150–160) getrennten strukturierten Abschnitte in unterschiedlichen institutionalisierten Ökosystemen zurück (vgl. Waid 2015, S. 141). Besonders das Auftreten von Hörereignissen, die vor dem Schuleintritt stattfanden und von Erwachsenen erinnert werden, begünstigen das Auftreten von beruhigendem Hören (siehe Kap. 4). Die CUP-Theorie des Hörens (vgl. Waid 2015, S. 355–360) kann zur Beschreibung der ontogenetischen Entwicklung des Hörens als Differenzierungs- und Integrationsprozess (vgl. Mogel 2008, S. 229–237) herangezogen werden. Dabei wird die Entwicklung des hörenden Individuums auf einem Kontinuum vom Erleben der Wirkungen (Chromatik) über die Nutzung der Funktionen von Musik und Klang (Utilität) bis hin zur Erschließung einer interindividuell unterschiedlich ausgeprägten, doch für den Menschen grundsätzlich erreichbaren Vielfalt im Hörerleben und Hörverhalten (Polyvalenz) dargestellt. Exemplarische Stationen Ihrer Audiobiografie lassen sich nun auf der Grundlage dieser beiden Konstrukte identifizieren, zunächst in der deskriptiven Betrachtung für Sie prägender Lebensereignisse, bei denen Musik und Klang für Sie eine wichtige Rolle gespielt haben. Es wurde bereits darauf hingewiesen, dass diese Ereignisse vor allem durch Kontextvariablen wie Bezugspersonen, Beschaffenheit des Hörraumes und persönliche emotionale Gestimmtheit definiert sind.

Fragen Sie sich also zunächst, an welche prägenden Hörerfahrungen können Sie sich erinnern? Was ist Ihre erste Erinnerung an Musik und Klang, wenn Sie in Ihrem Lebensfilm bis an die Anfänge zurückgehen? Welche Interaktionspartner aus Ihrem Umfeld tauchen dabei auf? Welche Emotionen verbinden Sie in der

Rückschau damit? Welche akustischen Phänomene haben Ihre Aufmerksamkeit als Kind, als Jugendliche/-r auf sich gezogen? Wenn Sie eine bestimmte prägende Hör-Situation auswählen müssten, welche wäre es? Und nicht zuletzt die Frage: Was taucht bei Ihnen persönlich auf, wenn Sie beginnen, sich mit Ihrer persönlichen Audiobiografie auseinanderzusetzen? Ich lade Sie ein, Ihre persönliche Hörgeschichte, die – so wie Sie selbst – einzigartig ist, zu erforschen. Verschaffen Sie sich also zunächst einen Überblick über Ihre Audiobiografie, indem Sie die chronologischen Abschnitte Schritt für Schritt durchgehen. Stellen Sie sich dann die Frage, wie Sie Ihre Audiobiografie weiter gestalten möchten. Was würden Sie gerne in den nächsten Minuten, Stunden, Tagen, Wochen, Monaten oder auch Jahren hören? Welche Klänge und welche Musik würde Ihnen persönlich unmittelbar Freude bereiten? Und woher kennen Sie dieses Gefühl bereits? Welche Musik regt Sie dazu an, im Groove der Musik mit zu wippen oder zumindest mit dem Knie zu zucken?

Wir haben jetzt sehr unvermittelt den Übergang von der Theorie zur persönlichen Auseinandersetzung gewagt. Dies scheint mir unabdingbar zu sein, da ich Ihnen nicht nur die Möglichkeit geben möchte, die Erkenntnisse einer Psychologie des Hörens mit Ihrer therapeutischen Tätigkeit, sondern auch mit Ihren Lebenserfahrungen in Beziehung zu setzen. In einem weiteren Schritt können Sie Ihre Audiobiografie mit der Lupe der CUP-Theorie betrachten und für Sie wichtige Ereignisse in den Bereichen

1. Chromatik (Erleben der Wirkungen),
2. Utilität (Nutzung der Funktionen) sowie
3. Polyvalenz (Vielfalt des Hörens)

identifizieren. Um Ihnen dieses persönliche Forschungsprojekt zu erleichtern, habe ich Ihnen im Folgenden neben einigen Zusatzinformationen und ausgewähltem Datenmaterial zu exemplarischen Stationen der Audiobiografie auch Hinweise zur Erfassung intra- und interindividueller Variabilität sowie Typen des Hörens zusammengestellt.

2.4   Intra- und interindividuelle Variabilität

Unterschiede und Gemeinsamkeiten in Bezug auf die Entwicklung des Hörens können bezogen auf den Einzelfall (intraindividuell) oder im Vergleich mehrerer Fälle (interindividuell) untersucht und festgestellt werden. Im Folgenden stelle ich vor allem übergeordnete Aspekte der Variabilität des Hörens in der

Audiobiografie dar, die ich im Zuge der Datenanalyse auf der Basis von empirischen Erhebungen in fünf europäischen Ländern identifizieren konnte (vgl. Waid 2015, S. 235–239):

1. Unterschiedliche audiobiografische Phasen des Musikhörens,
2. Unterschiedliche audiobiografische Phasen des Musikmachens,
3. Unterschiedliche Modi der Nutzung (von Musikmedien),
4. Besuch von öffentlichen Hörorten,
5. Variabilität durch Nutzungshäufigkeit,
6. Hörstationen in der Audiobiografie,
7. Einstellungsstruktur zu Musik und Klang,
8. Relativierung früher Begeisterung durch Professionalisierung,
9. Intraindividuelle Entwicklung von stimmungsverstärkendem und stimmungsveränderndem Hören (vgl. Waid 2015, S. 235–239).

Fragen Sie sich also selbst: Wie sieht es mit der Variabilität in Ihrer Audiobiografie aus? Gibt es klar definierbare unterschiedliche Phasen in Bezug auf das Hören oder Machen von Musik? Hat sich Ihr Umgang mit Medien zur Wiedergabe und Produktion von Musik und Klang verändert? Wenn ja, inwiefern? Haben sich die öffentlichen Orte, die Sie aufsuchen, um Musik zu hören, im Laufe Ihres Lebens signifikant verändert? Hat sich die Häufigkeit, mit der Sie Medien zur Musikwiedergabe und -produktion verwenden, verändert? Gibt es exemplarische Lebensereignisse, die für eine klar abgegrenzte Phase in Ihrer Audiobiografie stehen? Hat sich Ihre Einstellung zu Musik und Klang durch bestimmte Erfahrungen gewandelt? Hat sich auch bei Ihnen eine früh manifestierte Begeisterung über Musik in Ihrem persönlichen Umfeld durch die eigene Professionalisierung relativiert? Setzen Sie Musik und Klang eher stimmungsverstärkend oder stimmungsverändernd ein? Hat sich dieses Hörverhalten im Laufe Ihres Lebens verändert? Wenn ja, inwiefern?

Die Konstrukte des stimmungsverstärkenden, stimmungsverändernden und stimmungskorrespondierenden Hörens (vgl. Waid 2015, S. 251–257) werden in Abschn. 4.4 näher erläutert.

2.5 Typen des Hörens

Auf der Grundlage dichotom angenommener Merkmalsausprägungen wurde eine erste Typenbildung in Bezug auf das Hören beim Menschen unternommen, wobei diese ersten Typen des Hörens als „Abschotter" und „Kontakter", „Integrierer" und „Variierer", „Analytiker" und „Synthetiker", „Medial Inspirierte" und „Real

Inspirierte" sowie „Musikhörer" und „Musikmacher" bezeichnet wurden (vgl. Waid 2015, S. 312–347). In diesem *essential* zeige ich Ihnen, wie die Typen des Hörens in einer Audiobiografie dynamisch zusammenwirken und auch zur Erklärung audiobiografischer Entwicklungen beitragen können. Gleichzeitig verbinde ich die oben genannten Zugänge der chronologischen und funktionalen Strukturierung der Audiobiografie mit den im Einzelfall klassifizierbaren typischen Erscheinungsformen. Dabei gehe ich zunächst einmal chronologisch vor, da sich ja auch die Audiobiografie von den frühesten Hörerfahrungen des Fötus an chronologisch entfaltet und konstituiert. Eine Frage, die sich bei jedem Menschen sehr früh in seinem Leben stellt, ist die Frage nach seinen engsten Bezugspersonen. Vor allem in der frühen Kindheit kann hier durch eine anregende Hörumgebung, durch die Präsenz von Musik in Form von Medien oder auch selbst gemachter Musik eine solide Grundlage für das spätere Hören und auch Machen von Musik geschaffen werden. Dabei ist beobachtbar, dass Menschen, für die Musik und Klang in ihrem Leben eine besondere Rolle einnehmen, real oder auch medial inspiriert werden können. Dabei steht eine überwiegende Erfahrung mit realen Bezugspersonen für den Typus „Real Inspiriert" und eine Dominanz von medialen Vorbildern für „Medial Inspiriert" (vgl. Waid 2015, S. 330–335).

Bei allen hier vorgestellten Typen sind auch Mischformen möglich. Nach frühen audiobiografischen Erfahrungen, die entweder vorrangig von realen Bezugspersonen oder durch mediale Vorbilder geprägt sind, entscheidet sich oft im Kindes- und Jugendalter, ob ein Mensch auch zum Musikmacher wird. Die Typen „Musikhörer" und „Musikhörer und Musikmacher" basieren also auf der Unterscheidung zwischen Menschen, die Musik und Klang ausschließlich hörend konsumieren und denjenigen, die an einer bestimmten Stelle der Audiobiografie auch beginnen, Musik zu machen (wobei wiederum Rückschlüsse auf die zuvor beschriebene Phase der ursprünglichen Inspiration möglich sind). Dabei geht es in der Klassifizierung als Musikmacher weniger um das Erreichen eines professionellen Levels, sondern vielmehr um die aktive und handelnde Auseinandersetzung, die wiederum zu Variabilität im Hörerleben und Hörverhalten führen kann.

Auf einer dritten Ebene unterscheiden wir zwischen „Analytikern" und „Synthetikern" (vgl. Waid 2015, S. 326–330). Die empirischen Erhebungen zur Psychologie des Hörens haben gezeigt, dass sich „der Modus des Hörens durch die extensive Beschäftigung mit Musik (Musikmachen) verändert" (Waid 2015, S. 326), nämlich analytischer wird. Daher liegt eine Unterscheidung zwischen vorwiegend analytischem und synthetischem Hören nahe. Sie können das auch selbst bei einem Hörereignis an einem öffentlichen Hörort (zum Beispiel im Konzert) ausprobieren. Je nach Vorinformation oder auch Einstimmung, persönlichen Präferenzen und auch Ihrem eigenen Background als Musikhörer/-in oder Musikmacher/-in werden Sie Ihren Fokus im Konzert auf jeweils unterschiedliche Aspekte richten. Die Einflussnahme von Hören und Machen ist als wechselseitig zu klassifizieren: Was Sie hören beeinflusst wie Sie spielen und was und wie Sie spielen wirkt sich wiederum auf Ihre Art zu hören aus! Wir haben also bisher folgende Stationen in der Audiobiografie kennengelernt, die für die Klassifizierung in Form von den hier vorgestellten Hörtypen relevant sind:

1. die primären Quellen der Inspiration,
2. die Unterscheidung zwischen Musikhörern und Musikmachern sowie
3. analytisches und synthetisches Hören.

Darüber hinaus können wir hörende Menschen auch in Bezug auf den Umgang mit ihrer natürlichen Hörumwelt als „Abschotter" und/oder „Kontakter" beschreiben (vgl. Waid 2015, S. 314–322). Dabei richten wir unseren Fokus auf die Art und Weise, in der Menschen mit ihrer Umwelt akustisch in Kontakt stehen oder sich von ihr abschotten wollen. Die Verwendung von portablen Geräten zur Musikwiedergabe ermöglicht diese Abschottung und wird gerade von Jugendlichen und jungen Erwachsenen oft genutzt. Im Zuge der Theoriebildung zur Psychologie des Hörens konnten bei diesem Typus Hinweise auf einen Zusammenhang mit dem Befragungsland (vgl. Waid 2015, S. 319) und der Häufigkeit der Nutzung portabler Medien (vgl. Waid 2015, S. 321) aufgezeigt werden. Die Beschaffenheit des akustischen Ökosystems, in dem wir uns tagtäglich aufhalten und die Verfügbarkeit portabler Medien zur Klangwiedergabe dürften somit ausschlaggebend für das Abschotten oder Kontakthalten mit der akustischen Umwelt sein. Auch die Frage nach der Einstellungsstruktur zur Stille (vgl. Waid 2015, S. 257–259) ist in diesem Kontext zu stellen, denn es konnte gezeigt werden, dass die Typisierung als „Abschotter" und/oder „Kontakter" von einer positiven bzw. negativen Einstellungsstruktur zur Stille abhängt: 71 % der als Abschotter klassifizierten Interviewpartner zeigten eine negative Einstellungsstruktur zur Stille, während 70 % der Kontakter eine positive Einstellungsstruktur zur Stille aufwiesen (vgl. Waid 2015, S. 322).

Fragen Sie sich also selbst: Wie sind Sie mit Ihrem akustischen Ökosystem in Kontakt? Welche Klänge hören Sie besonders gerne? Welche Klänge meiden Sie? Wann verspüren Sie den Wunsch, sich von Ihrer akustischen Umgebung abzuschotten und einen eigenen Hörraum zu kreieren? Als letzte Ebene, auf der bisher eine Unterscheidung nach Typen erfolgt, ist die Entwicklung der Audiobiografie in Bezug auf das Hören von Musik zu nennen. Daher ist diese Klassifizierung auch nur im Rückblick auf die bisherige Audiobiografie zu eruieren. In diesem Zusammenhang unterscheiden wir zwischen „Integrierern" und „Variierern" (vgl. Waid 2015, S. 322–326). Fragen Sie sich selbst: Gibt es in Ihrer Audiobiografie konkret abgrenzbare und definierbare Phasen, in denen Sie die Musik, die Sie hören, gewechselt haben? Dann wären Sie vermutlich dem Typ „Variierer" zuzuordnen. Oder haben Sie Ihr persönliches Repertoire im Laufe Ihrer Audiobiografie vielmehr kontinuierlich erweitert, das heißt Neues entdeckt und dieses Neue unter Beibehaltung Ihrer bisherigen Präferenzen integriert? Dann wären Sie wohl eher im Bereich der „Integrierer" beheimatet. Sie merken sicher, dass diese als dichotom angenommenen Merkmale gar nicht so dichotom sind und es sich bei den Ebenen der Audiobiografie eher um ein Kontinuum handelt, bei dem viele Mischformen möglich sind. Zudem ist die Audiobiografie ein lebendiges, offenes und dynamisches System, daher nimmt es kaum Wunder, dass fixe und starre Zuordnungen in diesem Zusammenhang kaum möglich sind. Sie haben nun fünf Typen des Hörens kennengelernt und auch bereits versucht, daraus Rückschlüsse auf Ihre eigene Audiobiografie zu ziehen. Nun wenden wir uns im Folgenden dem Transfer zum therapeutischen Prozess zu.

2.6   Die Audiobiografie im therapeutischen Prozess

Audiobiografie und Hörerleben können auf der Basis einer persönlichen Auseinandersetzung auch in der therapeutischen Praxis im Kontakt mit Klienten thematisiert werden. Dabei steht das Erleben von Musik und Klang als persönliche Ressource im Vordergrund. Ganz unabhängig davon, welcher psychotherapeutischen Schule Sie angehören oder welche psychotherapeutischen Methoden Sie bevorzugt verwenden oder ob Sie vielmehr Musiktherapeut/-in oder Berater/-in sind, die Audiobiografie und das Hörerleben Ihrer Klienten spielen stets in die Interaktionen im therapeutischen Gespräch hinein, indem Ihr Klient die bisher gemachte Erfahrung mit vertrauten Bezugspersonen (Interaktionspartnern) im therapeutischen Setting aktualisiert und dabei neue Erfahrungen in Bezug auf Zuhören und vor allem auch Aufmerksamkeit Erfahren und Gehört Werden macht. Lassen Sie uns also ergänzend dazu einen ersten proaktiven Schritt wagen und auch in der Therapie direkt Bezug auf Audiobiografie und Hörerleben nehmen. Dazu möchte ich Sie an dieser Stelle sehr herzlich einladen! Gehen Sie mit Ihrem Klienten auf Spurensuche nach prägenden Hörerfahrungen in unterschiedlichen Lebensabschnitten, so wie Sie es vielleicht bereits bei der Lektüre dieses Kapitels selbst getan haben. Erlauben Sie sich und Ihrem Klienten, sich vorerst auf als positiv bewertete Erfahrungen mit Musik und Klang zu konzentrieren. Lassen Sie sich von diesen audiobiografischen Stationen im Leben Ihres Klienten erzählen und suchen Sie nach Indikatoren für das Erleben von Selbstwirksamkeit im Kontext von Musik und Klang.

Das Hörerleben 3

Das Hörerleben beim Menschen kann in seinem Vergangenheits- und Gegenwartsbezug nach bestimmten Kriterien beschrieben werden (vgl. Waid 2015, S. 153–158). Stets kommt es dabei auf der Grundlage der bisher gemachten Erfahrung mit Musik und Klang (also der Audiobiografie) zu einer emotionalen Aktualisierung, die mit einer psychophysischen Reaktion verbunden ist (vgl. Waid 2015, S. 153). Daher steht das Hörerleben im hier vorgestellten Verständnis eng mit der emotionalen Bewertung von hörenden Individuen in Zusammenhang. Im Folgenden werden die wesentlichen thematisch-strukturierenden Bereiche des Hörerlebens vorgestellt, auf deren Grundlage wiederum Ableitungen für die therapeutische Praxis vorgenommen werden können. Die Verbindungen zwischen dem in Kap. 2 vorgestellten Konstrukt der Audiobiografie und dem Hörerleben beim Menschen werden daran anknüpfend in Kap. 4 expliziert.

3.1 Die Strukturierung des Hörerlebens

In der Analyse des der Entwicklung einer Psychologie des Hörens zugrundeliegenden Datenmaterials wurden sämtliche positiven und negativen emotionalen Bewertungen der Interviewpartner/-innen in Bezug auf Musik und Klang (und auch darüber hinaus) codiert. Dabei sind unter anderem Präferenzen für bestimmte Sinnessysteme (Hören) oder auch Klänge der Natur sowie die Ablehnung von bestimmten akustischen Phänomenen (z. B. Wiederholungen) beobachtet worden (vgl. Waid 2015, S. 153 f.). Außerdem bezogen sich emotionale Bewertungen auch explizit auf die Audiobiografie, präziser: auf bestimmte chronologische Abschnitte derselben, zum Beispiel auf die prägendste musikalische Phase (vgl. Waid 2015, S. 154, 242–246). Neben den emotionalen Bewertungsprozessen

© Springer Fachmedien Wiesbaden 2016

A. Waid, *Audiobiografie und Hörerleben*, essentials,

DOI 10.1007/978-3-658-13526-3_3

stellen die Wirkungen von Musik und Klang einen zweiten wichtigen thematischen Bereich des Hörerlebens beim Menschen dar. In der Entwicklung einer Psychologie des Hörens wurden in diesem Kontext mit beruhigendem und aufputschendem Hören zwei Initialkategorien definiert (vgl. Waid 2015, S. 155 f.), die im Zuge der Datenanalyse mit weiteren Wirkungen ergänzt wurden (vgl. Waid 2015, S. 156 f.). Diese wurden – gemeinsam mit den Funktionen von Musik und Klang – in der Folge auch zu Typen subsumiert (vgl. Waid 2015, S. 287–303).

Der im Datenmaterial am häufigsten auftretende Wirkungstyp ist motivationaler Natur und umfasst den Aufforderungscharakter von Musik und Klang sowie die Umdeutung von Lebenssituationen (vgl. Waid 2015, S. 290). In diesem Zusammenhang ist auf die Vielfalt an von Interviewpartnern genannten Wirkungen von Musik und Klang hinzuweisen (vgl. Waid 2015, S. 156 f.). Einige dieser Wirkungen konnten im Datenmaterial allerdings nur bei Einzelfällen festgestellt werden, wie zum Beispiel eine geborgenheitsfördernde Wirkung von Musik und Klang, die von einer Interviewpartnerin explizit als solche benannt wurde. Bei aller Vielfalt und Variabilität des Hörens ist klar, dass das Hören beim Menschen in seiner positiven Wirkung und Funktion – wie das Spiel und die Geborgenheit – als Fundamentales Lebenssystem (vgl. Mogel 2008b, S. 6; 2016, S. 3 f.) beschrieben werden kann (vgl. Waid 2015, S. 350).

Bisher haben wir also die emotionalen Bewertungsprozesse des Individuums und die Wirkungen von Musik und Klang als zwei wesentliche thematische Bereiche des Hörerlebens kennengelernt. Als dritten Kernbereich des Hörerlebens kann die Psychologie der Stille (vgl. Waid 2015, S. 158) genannt werden. Dabei ist die individuelle Einstellungsstruktur von Individuen in Bezug auf die Abwesenheit von Musik und Klang von Interesse. Diese wurde entweder als positiv, negativ oder neutral codiert. Dabei zeigte sich, dass – bis auf eine einzige Ausnahme – sämtliche Interviewpartner/-innen entweder eine positive oder negative Einstellungsstruktur zur Stille aufwiesen (vgl. Waid 2015, S. 257–259). Diese ist im Wesentlichen audiobiografisch moderiert und kann selten monokausal erklärt werden. Vielmehr dürfte es sich in der Ausbildung dieser als sehr klar beschriebenen Einstellung zur Stille um ein komplexes Zusammenwirken mehrerer Faktoren handeln (vgl. Waid 2015, S. 154 f., 257–259).

3.2   Hören Erleben

Lassen Sie eine für Sie charakteristische Hör-Situation aus Ihrem Leben auftauchen. Sie können diese auch bewusst induzieren, indem Sie persönlich bedeutsame Musik auswählen und sich dann folgende Fragen stellen:

- Welche emotionalen Bewertungen (vgl. Mogel 1990, S. 23–62) tauchen bei Ihnen im Kontext von Musik und Klang, aber auch bei deren Abwesenheit (in Momenten der Stille) auf? Gibt es bestimmte Klänge oder Musikstücke, die mit einer korrespondierenden Emotion (Trauer, Wut, Angst, Freude) verbunden sind? Welche Erfahrungen stehen hinter dieser Emotion? Gibt es Klänge, die Sie kategorisch ablehnen bzw. die für Sie persönlich stark negativ besetzt sind?
- Wie erleben Sie verschiedene Hörräume, in denen Sie sich in Ihrem Alltag bewegen? Was hören Sie auf dem Weg zur Arbeit und nach Hause? Wie verändern die Jahreszeiten den Hörraum, in den Sie eingebettet sind? Wie hören Sie an öffentlichen Hörorten (z. B. in Konzerten) und wie an privaten Hörorten (Zuhause)? Wann waren Sie das letzte Mal in einem Konzert und was haben Sie dort erlebt?
- Welche Wirkungen kann Musik für Sie entfalten? Würden Sie diese als situations- und kontextabhängig oder eher als stabil einschätzen? Kennen Sie eine instrumenten- oder musikstilspezifische Wirkung von Musik?
- Kennen und lieben Sie die Stille? Finden Sie im Alltag Momente des akustischen Friedens? Beschallen Sie sich gerne selbst in Ihrer Freizeit? Wie hat sich die Einstellung zur Stille in Ihrer Audiobiografie entwickelt? Gibt es exemplarische Situationen und Erfahrungen, an die Sie sich in diesem Kontext erinnern?

3.3 Das Hörerleben im therapeutischen Prozess

Auch beim Hörerleben wollen wir uns im therapeutischen Prozess zuerst auf positiv bewertete Klangerfahrungen fokussieren und dadurch Musik und Klang als für den Menschen bedeutsame und wertvolle Ressource erlebbar werden lassen. Eine gute Möglichkeit, um das Hörerleben im therapeutischen Prozess gemeinsam mit dem Klienten auf den Punkt zu bringen, ist die Frage nach Hörvisionen (vgl. Waid 2015, S. 259–266): Wenn Sie der Architekt Ihrer akustischen Umwelt wären, was würden Sie verändern? Welche Klänge würden Sie verstärken und welche würden Sie dämpfen? Wie möchten Sie, dass Ihr Leben klingt?

Die Beantwortung dieser Fragen lassen Rückschlüsse auf das persönliche Hörerleben im Alltag zu. So deutet die Sehnsucht nach Naturklängen sowohl auf eine kollektive Prägung des Menschen (siehe Abschn. 2.2) als auch auf die Beschaffenheit des aktuellen akustischen Ökosystems und die Bewertung desselben durch den Hörenden hin. Explorieren Sie im Anschluss an die Frage nach persönlichen Hörvisionen bei Ihrem Klienten auch die mit Musik und Klang verbundenen emotionalen Bewertungsprozesse, die Wirkungen von Musik und Klang sowie die Einstellungsstruktur zur Stille. Gehen Sie mit auftretenden negativen Assoziationen achtsam um und lenken Sie den Fokus auf die Ressource Klang.

Die Verbindungen zwischen Audiobiografie und Hörerleben verstehen

4

In den vorangegangenen drei Kapiteln haben Sie erfahren, dass die Audiobiografie das aktuelle Hörerleben beim Menschen moderiert und auch die mit Musik und Klang verbundenen emotionalen Bewertungsprozesse maßgeblich beeinflussen kann. In diesem Kapitel werden wir insbesondere auf Funktionen und Wirkungen (Abschn. 4.1) von Musik und Klang, die Verbindung von frühen audiobiografischen Erinnerungen mit beruhigenden Hörerfahrungen (Abschn. 4.2), die mit Musik und Klang verknüpften Erinnerungen und Assoziationen (Klang-Konnotationen, Abschn. 4.3), die psychische Regulation mithilfe von Musik und Klang (Abschn. 4.4) sowie ihre Bedeutungsrelationen (Abschn. 4.5) eingehen. Aufbauend auf einige Fragen zur Exploration der Verbindungen zwischen Audiobiografie und Hörerleben bei Ihnen selbst, wagen wir auch wieder den Transfer zur therapeutischen Praxis (Abschn. 4.6).

4.1 Funktionen und Wirkungen von Musik und Klang

Wie wirken Musik und Klang auf Sie persönlich? Kennen Sie diese Momente, in denen Sie beim Hören von Musik unweigerlich damit beginnen, sich zu bewegen, im Großen wie im Kleinen? Kennen Sie Menschen, die mit leuchtenden Augen von ihren gerade gemachten Hörerfahrungen berichten und nach einem Konzert reich beschenkt nach Hause gehen? Haben Sie schon einmal die Erfahrung gemacht, dass Ihnen bestimmte Tätigkeiten leichter von der Hand gehen, wenn Sie Ihren Hörraum mit Musik und Klang aktiv gestalten?

Musik und Klang können ihre Wirkungen im Leben von Menschen äußerst spontan entfalten (vgl. Waid 2015, S. 6 f.). Darüber hinaus können sie vom Menschen aber auch bewusst eingesetzt werden, unter anderem zur Psychischen

© Springer Fachmedien Wiesbaden 2016
A. Waid, *Audiobiografie und Hörerleben*, essentials,
DOI 10.1007/978-3-658-13526-3_4

Regulation, die wir in Abschn. 2.4 bereits kennengelernt haben und in Abschn. 4.4 vertiefend behandeln werden. Vor diesem Hintergrund ist es zunächst wichtig, zwischen Funktionen und Wirkungen von Musik zu unterscheiden (vgl. Waid 2015, S. 287 f.). Während Wirkungen sich audiobiografisch moderiert spontan und unwillkürlich zeigen, setzen Funktionen den bewussten Einsatz von Musik und Klang voraus. Mit dieser Funktion ist auch meist eine finale Absicht verknüpft. In der Psychologie des Hörens sprechen wir daher auch von Funktional-finalen Hör-Handlungen. Neben der Differenzierung zwischen eindeutig klassifizierbaren Funktionen und Wirkungen von Musik und Klang gibt es auch Kombinationen, die wir als Funktional-finale Wirkungen beschrieben haben (vgl. Waid 2015, S. 292–295). Auch Clayton (2009, S. 35) hat die enorme Fülle an für den Menschen relevanten Funktionen von Musik und Klang bereits betont und dabei vier globale Funktionen beschrieben:

1. Emotionale, kognitive oder physiologische Regulation,
2. Mediation zwischen sich selbst und anderen,
3. Symbolische Repräsentation sowie
4. Koordination von Handlungen (Clayton 2009, S. 40 ff.; zit. nach Waid 2015, S. 303).

Die Ergebnisse in der Entwicklung einer Psychologie des Hörens lassen sich mit diesen vier globalen Funktionen nach Clayton als vereinbar beschreiben (vgl. Waid 2015, S. 303). Darüber hinaus zeigen die erhobenen Funktionen, Wirkungen und funktional-finale Wirkungen eine große Bandbreite an für den Menschen möglichen Einflüssen durch Musik und Klang (vgl. Waid 2015, S. 287–303). Auch die Wirkungen von Musik und Klang wurden in der Entwicklung einer Psychologie des Hörens zu Typen zusammengefasst, von denen ich an dieser Stelle fünf exemplarisch nenne:

1. Regulierender Funktionstypus,
2. Motivationaler Wirkungstypus,
3. Expressiv-regulierender Funktional-finaler Wirkungstypus,
4. Unterstützender Funktional-finaler Wirkungstypus sowie
5. Motivationaler Funktional-finaler Wirkungstypus (vgl. Waid 2015, S. 295–303).

Der regulierende Funktionstypus von Musik und Klang wird von Individuen zum Beispiel zur Kompensation fehlender sozialer Kontakte eingesetzt und dabei insbesondere dazu, um das Alleinsein erträglicher werden zu lassen (vgl. Waid 2015,

S. 296). Als intraindividuell wirksamer Funktionstypus, bei dem Hörende in einer direkten Wechselwirkung mit Musik und Klang stehen, bietet er auch einen möglichen Erklärungsansatz für die bevorzugte Verwendung des Shuffle-Modes bei MP3-Playern an: Interviewpartner berichten davon, dass sie sowohl überrascht werden als auch eine Auswahl haben wollen (vgl. Waid 2015, S. 296). Der motivationale Wirkungstypus von Musik und Klang entfaltet sich hingegen vor allem in der „Aktivierung von Resonanzphänomenen, die sich körperlich durch Bewegungen und stimmliche Aktivitäten (Aufforderungscharakter) sowie mental durch neue Bedeutungszuschreibungen (Umdeutung von Lebenssituationen) äußern können" (Waid 2015, S. 297). Im Expressiv-regulierenden Funktional-finalen Wirkungstypus verbinden sich Elemente der Psychischen Regulation mit der motivationalen Wirkung von Musik (vgl. Waid 2015, S. 298–300). Dabei ist besonders hervorzuheben, dass dieser Wirkungstypus das Phänomen der Psychischen Regulation um Bewegungsaspekte erweitert, die dem Abbau einer psychischen oder körperlichen Spannung dienen (vgl. Waid 2015, S. 299). Beim Unterstützenden Funktional-finalen Wirkungstypus berichten Interviewpartner davon, dass Musik und Klang ihnen dabei helfen können, Situationen und Erlebnisse besser einzuordnen und zu verstehen. Damit dienen Musik und Klang einem salutogenetischen Grundprinzip nach Antonovsky (1997). Auch der Unterstützende Funktionalfinale Wirkungstyp wird als intraindividuelles Phänomen beschrieben, an dem keine Interaktionspartner beteiligt sind (vgl. Waid 2015, S. 301). Beim Motivationalen Funktional-finalen Wirkungstypus von Musik und Klang werden diese entweder funktional-final zum Erreichen eines angestrebten psychophysischen Zustand vom Hörenden eingesetzt oder aber sie entfalten ihre Wirkung spontan (vgl. Waid 2015, S. 301). Interviewpartner nennen in diesem Zusammenhang vor allem das Einstimmen auf gemeinsame Aktivitäten als typische Hör-Situation (vgl. Waid 2015, S. 302 f.).

4.2 Frühe audiobiografische Erinnerungen und beruhigende Hörerfahrungen

Die Verbindung von frühen audiobiografischen Erinnerungen und beruhigenden Hörerfahrungen lässt sich anhand eines in der Entwicklung einer Psychologie des Hörens explorierten Fallbeispiels erläutern: Ein Interviewpartner aus Bodoe (Norwegen) beschreibt, dass ihm das Musikstück „The tower of song" (Leonard Cohen) sowohl bereits pränatal als auch in seiner frühen Kindheit von seinen Eltern vorgespielt wurde (vgl. Waid 2015, S. 224 f.). Er beschreibt in der Folge eine Ausprägung von beruhigendem Hören im Laufe seiner Audiobiografie – das erneute Hören dieses Stücks ließ ihn wiederholt einschlafen. Dieser auf Individualniveau gefundene Zusammenhang zwischen frühen audiobiografischen Erinnerungen und beruhigenden Hörerfahrungen lässt sich nicht nur in inhaltlicher Relevanz, sondern auch in statistischer Signifikanz abbilden. Auf der Grundlage absoluter und relativer Nennungshäufigkeiten sprechen Interviewpartner mit frühen audiobiografischen Erinnerungen signifikant öfter von beruhigenden Hörerfahrungen als Interviewpartner ohne frühe audiobiografische Erinnerungen (vgl. Waid 2015, S. 221–227).

Damit zeigen die in der Entwicklung einer Psychologie des Hörens entstandenen Ergebnisse, dass frühe audiobiografische Erinnerungen als Moderatorvariable für beruhigendes Hören wirksam sind. Die beruhigende Wirkung von Musik und Klang lässt sich nicht auf eine automatisierte vegetative Reaktion alleine zurückführen, sondern ist in hohem Maße von der eigenen Audiobiografie und insbesondere von frühen Hörerfahrungen beeinflusst. Interviewpartner berichten von beruhigenden Hörerfahrungen vor allem

1. in der Verbindung mit Naturklängen und
2. an mobilen Hörorten bei der aktiven Gestaltung ihres Hörraumes mit portablen Medien (vgl. Waid 2015, S. 155–156).

Es besteht auch ein nahe liegender Zusammenhang zwischen pränatalem Hören (siehe Abschn. 2.2) und der beruhigenden Wirkung von Musik und Klang. Bereits der Embryo erlebt die Verbindung von Klang, Bewegung und Emotion. Entspannt sich die Mutter, so reagiert der Embryo mit einer erhöhten Mobilität. Frühe Hörerfahrungen reichen damit weiter zurück als uns diese in unserer expliziten und bewussten Erinnerung zugänglich sind. Im Kontext von Musikvorlieben lässt sich auf der Grundlage der Ergebnisse in der Entwicklung einer Psychologie des Hörens festhalten, dass die beruhigende Wirkung weniger von den musikalisch klar definierbaren Parametern (Tempo, Klangfarbe, Instrumentierung etc.) abhängt, sondern dass vielmehr die individuell gemachte Erfahrung mit einem bestimmten Musikstil, Musikstück oder auch einem Lieblingsinterpreten entscheidend ist. So kann auch ein Musikstil wie Heavy Metal auf bestimmte Menschen beruhigend wirken, während andere bei Exposition zu dieser Musik sprichwörtlich an die Decke gehen würden. In dieser Argumentation liegt die Implikation begründet, Musik in Gruppen sehr behutsam und individualisiert einzusetzen. Von einer Beschallung mit vermeintlich beruhigend wirkenden Klängen ist grundsätzlich Abstand zu nehmen – denn diese allgemeine Wirkung gibt es – in Anbetracht der hier diskutierten Pluralität von Audiobiografien – nicht. Auch die Neurowissenschaften sind auf die Bedeutung der emotionalen Bewertung von Musikstücken aufmerksam geworden. Wilkins et al. (2014) fanden Effekte in der Konnektivität zwischen dem auditorischen Cortex und dem Hippocampus, vor allem dann, wenn sie ihren Probanden ihre Lieblingsmusik vorspielten. Auch die Forscher selbst überraschten die einheitlichen Ergebnisse, die jeder Unterscheidung nach Musikstilen, instrumentaler oder vokaler Musik trotzten. Entscheidend für die Veränderung der Konnektivität war vielmehr der Grad an Affiziertheit in Bezug auf das betreffende Musikstück.

Fragen Sie sich also selbst:

- Welche frühen und frühesten audiobiografischen Erinnerungen haben Sie?
- Erleben Sie Musik und Klang als beruhigend?
- In welchen Situationen bzw. an welchen Orten erleben Sie Musik und Klang als beruhigend?
- Gibt es bei Ihnen eine explizit feststellbare Interrelation zwischen Ihren frühen audiobiografischen Erinnerungen und der beruhigenden Wirkung von Musik und Klang?

4.3 Klang-Konnotationen

Die Entwicklung des Hörens beim Menschen ist also audiobiografisch moderiert und lässt sich auf der Basis von konkreten Hörstationen beschreiben. Die Bedeutung des Hörens manifestiert sich vor diesem Hintergrund wiederum in Form von mit diesen persönlich gemachten Hörerfahrungen durch Synchronizität gekoppelten Klang-Konnotationen (vgl. Waid 2015, S. 303–312). Diese wollen wir im Folgenden begrifflich fassen und näher beschreiben. Der Begriff der Klang-Konnotationen geht auf die Unterscheidung zwischen Denotation und Konnotation im Kontext der Kulturpsychologie (Boesch 1980) zurück. Eine Klang-Konnotation bezeichnet damit eine klangliche Bedeutung, die nicht allen Menschen in gleichem Maße zugänglich ist, sondern die sich vielmehr aufgrund der jeweils individuell ausgeprägten Audiobiografie herausbildet. Während vor allem akustische Signale eine allgemein anerkannte Denotation aufweisen (z. B. Signalhörner, Schulglocke etc.; auch diese vermeintlich klar definierten Klänge haben Konnotationen), erlangen viele Klänge ihre spezifische Bedeutung für den Menschen vor allem in den mit ihnen verknüpften Assoziationen und damit gemachten Lebenserfahrungen. Die häufigste Art von Klang-Konnotationen bezieht sich auf den audiobiografischen funktional-finalen Wirkungstyp (vgl. Waid 2015, S. 293).

Erlauben Sie mir an dieser Stelle eine kurze Begriffsklärung. In der Psychologie des Hörens differenzieren wir zwischen Funktionen und Wirkungen von Musik und Klang (siehe Abschn. 4.2; vgl. Waid 2015, S. 155–157, 162–164, 287 f.). Darüber hinaus können diese aber auch beide Ebenen aufweisen – sie können sowohl eine Wirkung entfalten als auch funktional eingesetzt werden (siehe Abschn. 4.2; vgl. Waid 2015, S. 292–295). Im Kontext der Klang-Konnotationen bedeutet das, dass das Hören einer bestimmten Musik zum Abrufen einer Erinnerung führt und zudem auch bewusst dazu eingesetzt werden kann, um einen erwünschten emotionalen Zustand zu erreichen. Diese Dynamik nennen wir Psychische Regulation (siehe auch Abschn. 2.4). Ihr werden wir uns im Folgenden zuwenden.

4.4 Psychische Regulation

Menschen können ihre emotionale Befindlichkeit durch das gezielte Hören von Musik und Klang stabilisieren, verstärken oder verändern. Dabei ist es wichtig, die eigene Audiobiografie in der Auswahl von Musikstücken zu berücksichtigen. In der Entwicklung einer Psychologie des Hörens konnten vorerst drei Phänomene der Psychischen Regulation beschrieben werden:

1. Stimmungskorrespondierendes,
2. Stimmungsverstärkendes und
3. Stimmungsveränderndes Hören (vgl. Waid 2015, S. 251–257).

Es hat sich gezeigt, dass der Umgang von Menschen mit Musik und Hören in Bezug auf die Verbindung mit Emotionen und die psychische Regulation in diesen drei Erscheinungsformen erfasst werden kann. Haben Sie sich einmal richtig traurig gefühlt und aus dieser Emotion der Trauer heraus eine für Sie traurige Musik aufgelegt? Dann haben Sie stimmungskorrespondierend gehört. Haben Sie sich jemals wütend gefühlt und eine Musik gehört, die Sie noch wütender werden ließ? Dann haben Sie stimmungsverstärkend gehört. Haben Sie jemals eine Emotion empfunden, die Sie auf keinen Fall noch tiefer erleben wollten und eine Musik gehört, die Sie schnell auf andere Gedanken bzw. in einen anderen Gefühlszustand gebracht hat? Dann kennen Sie das Konzept des stimmungsverändernden Hörens bereits aus eigener Erfahrung. Neben diesen drei Erscheinungsformen könnte es auch sein, dass Sie ein Kontinuum der psychischen Regulation im Kontext von Musik und Klang erleben, indem Sie zunächst stimmungskorrespondierend hören und durch einen gezielten und behutsamen Wechsel der Musik eine stimmungsverändernde Wirkung in Ihrem emotionalen Erleben bewirken und damit zu stimmungsveränderndem Hören übergehen (vgl. Waid 2015, S. 253). Andere Menschen wiederum schränken das Hören von Musik drastisch ein, um genau diese Stimmungsveränderung nicht zu erfahren (vgl. Waid 2015, S. 256).

Versetzen Sie sich nun in eine konkrete Lebenssituation, die für Sie mit einer Emotion verbunden war.

- Welches Gefühl stand dabei für Sie im Vordergrund (Wut, Trauer, Freude, Angst, Ekel, Scham)?
- Wenn Sie jetzt in dieser Situation ein für Sie passendes Musikstück auswählen würden, was wäre das?
- Würden Sie etwas wählen, das mit ihrer aktuellen Gestimmtheit korrespondiert, diese verstärkt oder eher verändert?

4.5 Bedeutungsrelationen von Musik und Klang

Was bedeutet Musik für Sie persönlich? Eine schwierige Frage, die in der Entwicklung einer Psychologie des Hörens bewusst erst am Ende eines jeden Interviews gestellt wurde (vgl. Waid 2015, S. 114), um den Interviewpartnern im Laufe des Gesprächs und der audiobiografischen Exploration die Möglichkeit zu geben, sich dieser Bedeutung differenziert bewusst zu werden. Auch Cross (2003, S. 51) weist im Kontext der Musikpädagogik darauf hin, dass bereits für Kinder Musik und Klang etwas völlig Unterschiedliches bedeuten können, wobei diese unterschiedlichen Bedeutungsrelationen die gemeinsame musikalische Aktivität nicht bedrohen sondern vielmehr bereichern. Bei der Klassifizierung der im Datenmaterial enthaltenen Bedeutungsrelationen wurde zwischen hierarchisierenden und spezifizierenden unterschieden (vgl. Waid 2015, S. 267). Erstere beziehen sich auf den „Grad an Bedeutung in ihrem aktuellen Leben" (Waid 2015, S. 268) und werden beschrieben als

1. Neutral,
2. Positiv,
3. Fundamental und
4. Existenziell (vgl. Waid 2015, S. 268).

Dabei fällt auf, dass keiner der Interviewpartner/-innen die Bedeutung von Musik und Klang als negativ bewertet. Die spezifizierenden Bedeutungsrelationen wurden kategorisiert als

1. Funktional-final,
2. Sozial-integrativ,
3. Emotional,
4. Motivational sowie
5. Audiobiografisch (vgl. Waid 2015, S. 269).

Hierarchisierende und spezifizierende Bedeutungsrelationen treten im Datenmaterial vor allem auch gemischt auf (vgl. Waid 2015, S. 270–278). Dies deutet auf eine für den Menschen äußerst vielfältige Bedeutung von Musik und Klang hin, die sich audiobiografisch moderiert in interindividuell unterschiedlichen Präferenzen äußert. Dabei können die Funktionen und Wirkungen, das gemeinsame Erleben mit Bezugspersonen, die emotionale Komponente, das handlungsanregende oder der explizite Bezug zur Audiobiografie im Vordergrund stehen. Auch die hier beschriebenen Bedeutungsrelationen unterstützen also die Klassifizierung des Hörens als Fundamentales Lebenssystem für den Menschen.

4.6   Audiobiografie und Hörerleben im therapeutischen Prozess

Sie haben in diesem Kapitel erfahren, dass frühe audiobiografische Erinnerungen in einem Zusammenhang mit der späteren beruhigenden Wirkung von Musik und Klang stehen (Abschn. 4.1), zwischen Funktionen und Wirkungen von Musik und Klang unterschieden werden kann und auch Funktional-finale Wirkungen identifiziert werden können (Abschn. 4.2), Klang-Konnotationen bestimmten Hörereignissen vor dem Hintergrund der Audiobiografie eine für das Individuum charakteristische Bedeutung verleihen (Abschn. 4.3), Musik und Klang gezielt zur Psychischen Regulation eingesetzt werden können (Abschn. 4.4) sowie vielfältige Bedeutungsrelationen von Musik und Klang existieren, die sowohl in ihrer Gewichtung (hierarchisierend) als auch in ihrem Gehalt (spezifizierend) beschrieben werden können. Damit öffnet sich uns – wiederum auf der Basis der bewussten Reflexion der eigenen Audiobiografie – ein weites Feld an für die therapeutische Arbeit mit den Klienten bedeutsamen Anknüpfungspunkten. Im therapeutischen Prozess können wir die beruhigende Wirkung von Musik und Klang explorieren, nach den für unsere Klienten wichtigen Funktionen und Wirkungen von Musik fragen, einige ausgewählte Klang-Konnotationen explorieren, den stimmungsabhängigen Einsatz von Musik und Klang zur Psychischen Regulation erfragen sowie die generelle und spezifische Bedeutung von Musik und Klang für die Lebensführung unserer Klienten thematisieren. Dabei ist einzuräumen, dass es für die Klienten vorerst einmal auch ganz grundsätzlich darum gehen kann, sich Musik und Klang als Ressource zu erschließen, sei es aktiv musizierend oder in erster Linie hörend.

Hören Lernen 5

Nachdem Sie Audiobiografie und Hörerleben sowie deren Thematisierung im therapeutischen Prozess gemeinsam mit Impulsen zur Reflexion eigener Hörerfahrungen kennengelernt haben, wenden wir uns im Folgenden der Bedeutung des Hörens im therapeutischen Gespräch zu (Abschn. 5.1); wir behandeln die Psychologie des Zuhörens (Abschn. 5.2), lernen eine instruktive Psychologie des Hörens kennen (Abschn. 5.3) und leiten daraus schließlich Hörübungen für den Alltag (Abschn. 5.4) sowie für den therapeutischen Prozess (Abschn. 5.5) ab.

5.1 Die Bedeutung des Hörens im therapeutischen Gespräch

Unabhängig von der therapeutischen Methode, mit der Sie vorzugsweise arbeiten und in der Sie ausgebildet sind, wird in der Arbeit mit Ihren Klienten und insbesondere im therapeutischen Gespräch dem Hören und Zuhören eine eminent wichtige Bedeutung zukommen. Dies ist kein Alleinstellungsmerkmal der Psychotherapie, Musiktherapie und Beratung – ganz im Gegenteil: denn Hören und Zuhören spielen in allen interaktionsbasierten Kontexten eine zentrale Rolle. Diese wurde jedoch von der Wissenschaft im Allgemeinen und von der Psychologie im Speziellen bis dato leider nur peripher erkannt (vgl. Waid 2015, S. 66).

Im Bewusstsein dieser Forschungslücke, in der die Entwicklung einer Psychologie des Hörens angesiedelt ist, sind im Folgenden einige praxisrelevante Modelle zu nennen, die das Hören nicht als gegeben voraussetzen, sondern es vielmehr explizit in seinen Erscheinungsformen und Voraussetzungen thematisieren. Im Sinne des Motivational Interviewing nach Miller und Rollnick (2013) ist es Aufgabe des Interviewers, den Klienten Möglichkeiten der Veränderung

© Springer Fachmedien Wiesbaden 2016
A. Waid, *Audiobiografie und Hörerleben*, essentials,
DOI 10.1007/978-3-658-13526-3_5

aufzuzeigen und Sie unter anderem durch komplexe Spiegelungen (Miller und Rollnick 2013, S. 52–61) zur Entdeckung dieser Veränderungsmöglichkeiten zu führen. Miller und Rollnick (2013) bauen auf der Arbeit von Rogers (1965) und Gordon (1970) auf und weisen dem Zuhören verbunden mit Spiegelungen dabei eine fundamentale Bedeutung in der Therapie und Beratung zu (vgl. Miller und Rollnick 2013, S. 48–61). Auch Covey (2013, S. 282–304) betont die Bedeutung des empathischen Zuhörens für gelingende Kommunikation und bringt dessen Ausrichtung mit dem Credo „Erst verstehen, dann verstanden werden" (Covey 2013, S. 277) auf den Punkt. Scharmer (2005) wiederum unterscheidet vier Grundtypen des Zuhörens:

1. das Downloaden,
2. das gegenständlich-unterscheidende Zuhören,
3. das empathische Zuhören sowie
4. das schöpferische Zuhören (Scharmer 2005, S. 8 f.).

Diese vier Grundtypen umfassen nach Scharmer (2005) ein Kontinuum der menschlichen Kommunikation, das von der Bestätigung vorhandener stereotyper Werturteile über die Fokussierung auf interindividuelle Unterschiede und die Intelligenz des Herzens bis zu dem Entstehen eines inneren Raums der Stille, in dem wir uns mit unserer höchsten Zukunftsmöglichkeit verbinden, reicht.

Allen bisher genannten Ansätzen ist gemein, dass sie die Bedeutung und Notwendigkeit des Einfühlens in den Klienten und Gesprächspartner betonen.

5.2   Die Psychologie des Zuhörens

Imhof (2003) differenziert analog zu den im Englischen gebräuchlichen Begriffen „to hear" (hören) und „to listen" (zuhören) auch in der psychologischen Auseinandersetzung mit auditiver Wahrnehmung zwischen Hören und Zuhören (vgl. Imhof 2003, S. 15 f.) und definiert Zuhören als die Selektion, Organisation, Interpretation und Integration von akustisch vermittelter Information (vgl. Imhof 2003, S. 11). In diesem Zusammenhang weist Imhof (2003, S. 11 f.) auch darauf hin, dass jede Zuhörleistung die Integration multimodaler Inputs umfasst, also nicht auf das Akustische allein reduziert werden kann. Darüber hinaus betont Imhof (2003, S. 18–20) das Vorhandensein berufsspezifischer Funktionen und Facetten des Zuhörens. Neben dem Zuhören in der Wissensvermittlung und der sozialen Interaktion geht sie auch explizit auf Beratungs- und Problemlösesituationen ein, wobei sie das Zuhören als „wesentliche Voraussetzung für empathisches

Verhalten und zwischenmenschliches Verstehen" und „wesentliche Voraussetzung für jede Art von therapeutischer Interaktion und Beratungstätigkeit" (Imhof 2003, S. 19) beschreibt.

Doch welche Voraussetzungen müssen denn überhaupt gegeben sein, damit wir zuhören können? Imhof (2003, S. 54 f.) nennt vier Determinanten des Zuhörprozesses:

1. die personale Regulation des Zuhörers, die im Wesentlichen die „Bildung einer Zuhörintention" (Imhof 2003, S. 57) sowie Kontrollprozesse des Hörenden umfasst (vgl. Imhof 2003, S. 65),
2. die Wahrnehmung des sprachlichen Inputs, bestehend aus Selektion, Analyse und Segmentierung (vgl. Imhof 2003, S. 65–157),
3. die Wahrnehmung des Sprechers, bezogen auf den nonverbalen Ausdruck und in der Kommunikationssituation aufgestellte Partnerhypothesen (vgl. Imhof 2003, S. 157–191) sowie
4. die Wahrnehmung der Situation, die entscheidend von Kontextvariablen beeinflusst wird (vgl. Imhof 2003, S. 192–207).

Zuhören ist also Imhof zufolge ein intentionaler Prozess, der

1. von der Kapazität und Funktionsweise des Arbeitsgedächtnisses,
2. von der Beziehungsebene zwischen den in der Interaktion beteiligten Akteuren sowie
3. von zahlreichen Kontextvariablen abhängig ist.

Ich möchte die Bedeutung des Zuhörens im Kontext von Therapie und Beratung an dieser Stelle vor allem um den Gedanken der Reziprozität erweitern und das Kriterium der Intentionalität von Imhof (2003) aufgreifen. Die Zuhörbereitschaft kann nicht einfach als gegeben erachtet und damit vorausgesetzt werden. Vielmehr muss im therapeutischen Prozess ein Klima geschaffen werden, in dem Klienten sowohl die Erfahrung machen können, dass ihnen bei der Schilderung ihrer Lebensdynamik Gehör geschenkt wird, als auch selbst eine Zuhörbereitschaft entwickeln können. Zuhören im Kontext von Therapie und Beratung ist somit als interdependenter Prozess zu verstehen, in dem alle beteiligten Akteure

1. eine Zuhörbereitschaft entwickeln,
2. Energie für das Zuhören mobilisieren und
3. auf der Grundlage empathischen Zuhörens das oben angesprochene beidseitige Verstehen möglich wird.

5.3   Eine instruktive Psychologie des Hörens

Die Entwicklung einer instruktiven Psychologie des Hörens baut maßgeblich auf den Vorarbeiten von Raymond Murray Schafer auf, der die Entwicklung des Hörens vor allem kulturhistorisch beschrieben und den Begriff „soundscape", also „Klanglandschaft" oder „Lautsphäre" (Schönhammer 2009) geprägt hat (vgl. Waid 2015, S. 95 f.). In seinem Werk „Anstiftung zum Hören" hat Schafer 100 Hörübungen zusammengestellt, die dem Hörenden dabei helfen können, die Hörräume, in denen er sich bewegt, bewusster wahrzunehmen und damit gleichzeitig das eigene Hören zu trainieren. All diesen Hörübungen liegt Schafers Definition von Wahrnehmung zugrunde: Erst das, was vom Menschen reproduziert werden kann, ist in seiner Gestalt von ihm wirklich verstanden worden. Daher umfassen die von ihm zusammengestellten Hörübungen auch konstitutive Elemente der Lautproduktion, die sicherstellen sollen, dass wir das Gehörte auch wirklich durchdrungen und verstanden haben. Im Folgenden baue ich auf Schafers Pionierarbeit in der Beschreibung des Hörens (Schafer 1977, 2002) auf und verknüpfe diese mit aktuellen Erkenntnissen einer Psychologie des Hörens, um Ihnen einige Hörübungen anzubieten, die der Vertiefung von Audiobiografie und Hörerleben sowie der hörpraktischen Instruktion in Alltag und Therapie dienen.

5.4   Hörübungen für den Alltag

Kann man denn überhaupt hören lernen? Ja, man kann und das in einem Ausmaß, das unsere Vorstellungskraft und unsere Annahmen in Bezug auf die Hörfähigkeit wohl bei weitem übersteigt. Die Lernfähigkeit unseres Hörsystems hat mit der in Abschn. 1.2 beschriebenen neuronalen Plastizität zu tun. Das, was Sie hören und wie Sie es hören, bestimmt über weite Strecken die Konstitution Ihres auditorischen Systems. Neurowissenschaftler sprechen in diesem Zusammenhang auch von strukturbildender Funktionalität und Empfänglichkeit (vgl. Roth 2014, S. 181 f.). Sehr wichtig ist es daher, Kindern vielfältige Hörerfahrungen anzubieten. Als aufschlussreich sind in diesem Zusammenhang auch die Ergebnisse transkultureller Forschung zum Phänomen des absoluten Gehörs zu bewerten. Sprachen, in denen Bedeutungsunterschiede über Tonhöhen transportiert werden, führen etwa zu einem signifikant höheren Anteil an Menschen mit absolutem Gehör (vgl. Deutsch 2012). Doch nun schreiten wir gemeinsam zur Praxis des Hörens. Ich greife im Folgenden bewusst einige ausgewählte Konstrukte einer Psychologie des Hörens auf, die Sie in diesem *essential* bereits kennengelernt haben. Während Sie bisher eher Ihre Audiobiografie exploriert haben, wenden wir uns nun ganz dem Hören im Alltag und der Frage zu, wie Sie die Funktionalität Ihres auditorischen Systems durch gezieltes Training verbessern können.

Hörübung zum Thema Hörraum
Nutzen Sie die Neuartigkeit einer Umgebung, zum Beispiel dann, wenn Sie auf Reisen sind. Durch die Orientierungsoptimierung des menschlichen Gehirns sind Sie in ungewohnten Umgebungen eher dazu geneigt, neue Klänge zu entdecken. Machen Sie einen Hörspaziergang im Freien und achten Sie auf die Klänge, die Ihnen dabei begegnen. Es empfiehlt sich, bei diesem Hörspaziergang auch immer wieder inne zu halten, um den Hörraum, in dem Sie sich befinden und von dem Sie selbst Teil sind, umfassend zu erfassen. Machen Sie sich bewusst, dass das Hören Sie in die Lage versetzt, einen Raum in seiner Beschaffenheit sofort und unmittelbar zu erfassen, während Sie sich um Ihre eigene Achse drehen müssen, wenn Sie sich auf Ihr visuelles System verlassen. Erkunden Sie auch die Ihnen vertraute Umgebung, Ihr Haus, Ihre Wohnung, nehmen Sie die unterschiedlichen Größen und Beschaffenheit der Räume wahr, in denen Sie sich täglich aufhalten. Halten Sie auch in Ihrer vertrauten Umgebung inne und erforschen Sie das, was wir relative Stille nennen. Was können Sie hören, wenn Sie keine Unterhaltung führen, selbst keine Klänge produzieren und auch keine technischen Hilfsmittel zur Klangproduktion einsetzen? Was hören Sie, wenn es in Ihrem Lebensraum still ist? Halten Sie die für Sie wesentlichen Beobachtungen nach Möglichkeit in einem Hörtagebuch fest.

Hörübung zum Thema Natur
Sie haben bereits in der ersten Hörübung den Appell gehört, eine neue und unbekannte Umgebung akustisch zu erkunden. Auch in dieser Übung geht es darum, dass Sie sich hörend Ihrer Umwelt zuwenden und zwar mit dem Fokus auf Klänge Ihrer natürlichen Umgebung. Besonders zu empfehlen ist die Hörerfahrung von fließendem Wasser. Wenn es Ihnen also möglich ist und – so wie mir – sinnvoll erscheint, suchen Sie eine Stelle in Ihrer Umgebung auf, an der Sie natürliches fließendes Wasser hören können (z. B. einen Bach, Fluss oder Wasserfall). Verweilen Sie an diesem Hörort für eine gewisse Zeit und lauschen Sie der Klangvielfalt des Wassers.

Machen Sie sich bewusst, dass Sie ein ganz ähnlicher Klang bereits pränatal begleitet und umwoben hat. Richten Sie im Gehen Ihre Aufmerksamkeit auf Klänge, die die Dynamik der Natur hervorbringt. Suchen Sie nach Möglichkeit auch einen Wald auf, um den Klang des Windes oder auch das Fallen der Nadeln zu hören. Halten Sie die für Sie wesentlichen Beobachtungen in Ihrem Hörtagebuch fest.

Hörübung mit Musik

Sie haben in der Auseinandersetzung mit einer Psychologie des Hörens bereits den Hörtypen des Analytikers kennengelernt (siehe Abschn. 2.5). Wir wollen in dieser Übung den Modus des analytischen Hörens selbst erkunden. Dazu legen Sie sich ein Musikstück auf, das Sie besser kennenlernen und verstehen wollen. Beim Hören schließen Sie am besten die Augen und stimmen sich ganz auf die Klänge ein, die an Ihr Ohr dringen. Versuchen Sie, alle beteiligten Instrumente zu identifizieren. Entscheiden Sie sich in der Folge für ein bestimmtes Instrument, auf das Sie sich beim Hören konzentrieren wollen. Wenn Sie selbst ein Instrument spielen, richten Sie Ihre Aufmerksamkeit beim Hören bewusst auf dieses Instrument. Als nächstes wählen Sie ein Instrument, das Sie nicht spielen. Können Sie dabei Unterschiede in Ihrem Hörerleben feststellen? Suchen Sie als nächstes nach Möglichkeit ein Musikvideo zu Ihrem Musikstück, vorzugsweise eine Live-Version, bei der Sie die Musiker dabei sehen können, wie Sie die Klänge produzieren, die Sie eben mit geschlossenen Augen gehört haben. Vergleichen Sie die beiden Hörerfahrungen und halten Sie die für Sie wesentlichen Erfahrungen in Ihrem Hörtagebuch fest.

Hörübung zu Wirkungen und Funktionen von Musik und Klang

Sie haben in der Lektüre dieses *essentials* bereits ausgewählte Wirkungen und Funktionen von Musik und Klang kennengelernt. Nun wollen wir diese beiden Ebenen auch in dieser Übung genauer kennenlernen. Achten Sie zum Erforschen der Wirkungen von Musik und Klang vor allem auf die Spontanwirkung in Ihrem Alltag. Es könnte sein, dass Sie in einer bestimmten Lebenssituation von einem Klangereignis überrascht werden, das eine gewisse Wirkung auf Sie entfaltet. Zur Erforschung der

Funktionen von Musik und Klang in Ihrem Alltag ersuche ich Sie, sich an eine typische Situation in Ihrem Leben zu erinnern, in der Sie Musik zu einem bestimmten Zweck verwendet haben. Es könnte zum Beispiel sein, dass Sie Musik dazu verwenden, um ungeliebte Hausarbeit schneller zu erledigen; oder um das Alleinsein zu kompensieren; oder vielleicht eher um Bewegung und Sport konstruktiv zu unterstützen; Begeben Sie sich gezielt in eine dieser Situationen, die für Sie typisch ist und achten Sie dabei bewusst darauf,

1. welche Musik Sie für welche Tätigkeiten verwenden und warum,
2. wann und in welchem Kontext Sie Musik und Klang zur Unterstützung und Aktivierung einsetzen und
3. welche Rolle Ihre Gefühle dabei spielen.

Erproben Sie in einem emotional aufgeladenen Moment in Ihrem Leben auch die in diesem *essential* vorgestellte Psychische Regulation und gehen Sie der Frage nach, ob Sie selbst eher stimmungskorrespondierend, stimmungsverstärkend oder stimmungsverändernd hören. Erinnern Sie sich daran, dass die CUP-Theorie des Hörens besagt, dass sich das Hören beim Menschen vom Erleben der Wirkungen über die Nutzung der Funktionen hin zu einer für jeden Menschen grundsätzlich möglichen, doch interindividuell unterschiedlichen, da von der persönlichen Audiobiografie moderierten Vielfalt des Hörens entwickelt (vgl. Waid 2015, S. 355–360). Halten Sie auch nach dieser Übung die für Sie wichtigen Punkte in Ihrem Hörtagebuch fest.

Hörübung zum beruhigenden Hören

Gehen Sie aktiv der Frage nach, welche Klänge und welche Musik Ihnen zu Beruhigung verhelfen können. Nehmen Sie eine Lebenssituation zum Anlass, in der Sie Beruhigung gut gebrauchen können und versuchen Sie es einmal bewusst mit Musik.

- Welche Musik kann Sie dabei unterstützen, sich selbst wieder zu beruhigen?
- Wovon ist die beruhigende Wirkung von Musik für Sie persönlich abhängig?

- Geht es dabei um musikalische Parameter, den Musikstil oder vielmehr um Ihre persönlichen Vorerfahrungen?
- Können Sie sich an eine Lebenssituation erinnern, in der Ihnen ein bestimmter Klang Beruhigung verschaffte bzw. Sie sogar einschlafen ließ?

Wenn ja, dann knüpfen Sie an diese audiobiografische Erfahrung pro-aktiv an und probieren Sie es in Ihrem Alltag aus. Halten Sie die für Sie wesentlichen Beobachtungen in Ihrem Hörtagebuch fest.

Hörübung zum Thema Klang-Konnotationen
Identifizieren Sie ein Lieblingsstück aus Ihrer persönlichen Audiobiografie. Hören Sie dieses bewusst in einer Situation, in der Sie keinen Ablenkungen ausgesetzt sind (das gilt in gleichem Maße auch für alle bisher beschriebenen Hörübungen). Lassen Sie nun, während Sie dieses Lieblingsstück hören, nach und nach Erinnerungen, innere Bilder, Themen, Gefühle und Empfindungen auftauchen. Schreiben Sie das für Sie Essenzielle unmittelbar nach der Hörerfahrung in Ihrem Hörtagebuch auf. An welchen Ort und in welche Zeit hat Sie diese Hörübung geführt?

5.5   Hörübungen im therapeutischen Prozess

Bisher wurde wiederholt die Bedeutung der Aktualisierung von Erfahrungen und Bedeutungen durch Musik und Klang angesprochen. Eine wesentliche Ressource von Musik und Klang für den therapeutischen Prozess liegt im individualisierten Einsatz von Musik und Klang sowie in der Funktion eines aktivierenden Impulses für das therapeutische Gespräch begründet. Explorieren Sie mit Ihren Klienten also deren Audiobiografie und gehen Sie dabei gezielt auf die Suche nach Lieblingsstücken, die Sie im Therapieverlauf aktiv einsetzen können. Gerade Lieblingsstücke unterstützen das Schaffen einer entspannten Aufmerksamkeit und die geforderte Emergenz einer von Empathie getragenen Atmosphäre. Sie stehen als Teil des Fundamentalen Lebenssystems Hören beim Menschen exemplarisch für Musik und Klang als gestaltende und gestaltbare Ressource. Darüber hinaus sind

Lieblingsstücke mit positiven Lebenserfahrungen in Form von Klang-Konnotationen assoziiert. Auch im Kontext einer achtsamkeitsbasierten Psychotherapie (vgl. Harrer und Weiss 2016) können Hörübungen vor allem in Verbindung mit Atem- und Körperübungen gezielt eingesetzt werden. Dabei geht es vor allem darum, beim Erforschen von Körperempfindungen immer wieder auch das akustische Feld miteinzubeziehen und somit die geteilte Aufmerksamkeit zwischen innen und außen wandern zu lassen und auszubalancieren. Jedes für den Klienten bedeutsame Musikstück kann im therapeutischen Prozess als aktivierender Impuls eingesetzt werden, ebenso wie die Fokussierung der Aufmerksamkeit auf den aktuellen Hörraum. Während ersteres die Aktualisierung von Bedeutung und Erfahrung im Blick hat, dient letzteres der Emergenz von Präsenz und Gegenwärtigkeit (vgl. Harrer und Weiss 2016, S. 60–64). Auch als Ressource für Sie als Therapeuten und Berater eignen sich die beiden hier angesprochenen Ebenen der Lieblingsstücke und der bewussten Wahrnehmung hervorragend, vor allem um im fordernden Berufsalltag eigene Ressourcen nutzen und wieder in den Körper kommen zu können (Aufforderungscharakter von Musik und Klang, denn dieser lädt Sie von Natur aus zu Bewegung und Tanz ein).

Fazit 6

Sie haben in diesem *essential* das junge Forschungsfeld einer Psychologie des Hörens kennengelernt. Im Folgenden darf ich die in diesem *essential* behandelten zentralen Aspekte noch einmal kurz zusammenfassen.

6.1 Hören und das Erleben von Geborgenheit

Mogel (2016, S. 106) betont zu Recht die Bedeutung von Musik für das Erleben von Geborgenheit. Er hebt dabei vor allem die Spontanwirkung von Musik und Klang hervor, die für ihn durch die Synchronizität von auditiver Stimulation und dem Erleben von Geborgenheit ein Alleinstellungsmerkmal darstellt und spricht in diesem Zusammenhang sehr treffend von „auditivem Kontaktkomfort" (Mogel 2016, S. 106). Allerdings siedelt er die Geborgenheit durch Musik im Bereich der Entspannungstechniken an und schränkt die auditive Förderung des Erlebens von Geborgenheit dabei auf das Hören von Musik ein. Doch auditives Geborgenheitserleben kann auch durch alltägliche Klänge ausgelöst werden, die nicht unter dem Begriff der Musik subsumiert werden können. So spricht eine Interviewpartnerin aus Österreich beispielsweise von der Geborgenheit der Melkmaschine (vgl. Waid 2015, S. 140). Während der Klang einer Melkmaschine von den meisten Menschen wohl eher als Lärm klassifiziert werden würde, hat diese Interviewpartnerin gelernt, den Klang der Melkmaschine mit der liebevollen Präsenz Ihrer Eltern und dem Gefühl von Geborgenheit, ganz im Sinne von Sicherheit als Hauptmerkmal dieses Lebensgefühls (Mogel 2016, S. 2) zu verknüpfen. In diesem Fallbeispiel sehen wir Klang-Konnotationen (vgl. Waid 2015, S. 303–312) in Aktion. Darüber hinaus gibt es mehrere Beispiele von Alltagsklängen, die das Erleben von Geborgenheit fördern können: „Auch der Klang eines Staubsaugers oder das

© Springer Fachmedien Wiesbaden 2016
A. Waid, *Audiobiografie und Hörerleben*, essentials,
DOI 10.1007/978-3-658-13526-3_6

Unterwasserrauschen beim Tauchen können in diesem Sinne audiobiografisch als beruhigende Hörereignisse erinnert werden und wirksam sein." (Waid 2015, S. 140) Fragen Sie sich also selbst: Welche frühen oder auch aktuellen Hörereignisse gibt es in Ihrem Leben, die Geborgenheit fördern bzw. eine beruhigende Wirkung auf Sie entfalten?

## 6.2	Die Essenz von Audiobiografie und Hörerleben für Alltag, Biografie, Beratung und Therapie

Musik und Klang begleiten uns von Beginn unseres Lebens an. Bereits pränatal sind wir in eine kontinuierliche Klangkulisse eingebettet. Wir lernen dadurch sehr früh, dass Bewegung, Klang und Emotion miteinander zu tun haben und voneinander abhängen. Auch im weiteren Verlauf unserer Audiobiografie begegnen uns Musik und Klang in unserem Alltag. Wir setzen sie sogar bewusst zur Gestaltung unserer Hörräume ein, beziehen in wichtigen Entwicklungsphasen ein Gefühl für unsere Identität aus dem, was und mit wem wir Musik hören und machen im Laufe unserer Audiobiografie vielleicht sogar den Schritt vom Musik Hören zum Musik Machen. Die audiobiografische Entwicklung wurde in diesem *essential* in Form von exemplarischen Stationen beschrieben, die auch mit den hier vorgestellten Typen des Hörens zu tun haben (siehe Abschn. 2.3, 2.4 und 2.5). Bei allen diesen Aspekten spielen die beiden zentralen Konstrukte der Audiobiografie (siehe Kap. 2) sowie des Hörerlebens (siehe Kap. 3) und ihre zahlreichen Verbindungen (siehe Kap. 4) eine Rolle. Jeder Mensch hat seine persönliche Audiobiografie stets mit sich und erlebt ein akustisches Ereignis auf eine für ihn charakteristische Art und Weise. Das bedingt individualisiertes und interindividuell unterschiedliches Hörerleben. Ein wichtiger Teil dieses individualisierten Hörerlebens besteht in emotionalen Bewertungsprozessen (vgl. Mogel 1984), die im Kontext von Musik und Klang von Individuen intrapsychisch vorgenommen werden. Dabei ist es von besonderer Bedeutung, dass Wirkungen und Funktionen von Musik und Klang nicht auf die vegetative Ebene reduziert werden.

Vielmehr haben aktuelle Untersuchungen (vgl. Wilkins 2014) gezeigt, dass weniger musikalische Parameter und die Zuordnung zu bestimmten Stilen über den Modus der auditiven Verarbeitung entscheiden als vielmehr der Grad der persönlichen Affiziertheit (vgl. Mogel 2016, S. 106). Hören Menschen ihre Lieblingsstücke, und zwar in voller Länge, so ändert sich die Konnektivität zwischen Hippocampus und auditorischem Cortex (vgl. Wilkins 2014). Dies hat weitreichende Implikationen für die Musikpsychologie zur Folge.

In der Individualität der Hörerfahrung liegt also gleichzeitig das gemeinsame Element begründet: dass es Musik gibt, die dem Menschen auf eine ganz besondere Art wichtig ist und mit der er bedeutende Lebenserfahrungen und positiv bewertete Emotionen verbindet. Darin liegt wohl auch die Power von Musik und Klang begründet, die emotionale Lage des Individuums durch Spontanwirkung zu verändern (vgl. Mogel 2016, S. 106) und positives Erleben (unter anderem von Geborgenheit) zu ermöglichen. Genau an diesem Punkt wollen wir ansetzen, wenn es darum geht, Musik und Klang als Ressource in Therapie und Beratung einzusetzen. Neben der Verwendung von Musik als Impuls (zum Beispiel als Erzählanreiz), bietet das vorliegende *essential* zahlreiche Anknüpfungspunkte zur Bewusstseinsbildung im Hinblick auf die Bedeutung des Hörens in Alltag und Biografie an. Das Hören trägt außerdem einen Achtsamkeitsanspruch in sich (siehe Abschn. 5.5) und korrespondiert mit den Wirkfaktoren der Achtsamkeit, wie sie von Harrer und Weiss (2016) beschrieben werden.

Indem ich meine natürliche akustische Umgebung bewusst wahrnehme, kann ich auch innerlich zur Ruhe kommen und die Aufmerksamkeit nach innen wenden. Im Sinne der in diesem *essential* wiederholt angesprochenen Plastizität des auditiven Systems ist es wichtig,

1. dass Sie sich mit qualitativ hochwertigen Klängen umgeben,
2. dass Sie immer wieder Momente der Stille im Sinne einer Regeneration des auditiven Systems erleben und schließlich,
3. dass Sie auch einmal etwas Neues ausprobieren.

Die Nervenzellen in Ihrem auditorischen Cortex stellen sich regelrecht auf das ein, was Sie hören (vgl. Lehrer 2010). Geben Sie Ihnen auch einmal ungewohnte Nahrung und muten Sie sich auditive Experimente in Ihrem Alltag und in Ihrer Biografie zu.

6.3 Weiterführende Ansätze und Fragestellungen

Die in diesem *essential* vorgestellte Psychologie des Hörens zeigt die Notwendigkeit der Begriffsbildung in der Beschreibung des Phänomens „Hören" in Alltag und Biografie des Menschen. Während sich die empirischen Erhebungen zu Audiobiografie, Hörerleben und Hörverhalten zwar auf Daten aus fünf europäischen Ländern stützen (siehe Abschn. 1.3), liegen bis dato keine größeren quantitativen Erhebungen vor, die Rückschlüsse auf Audiobiografie und Hörerleben in Gesamtpopulationen zulassen. Das vorliegende *essential* stellt die erste

Anwendungsorientierung einer Psychologie des Hörens für die Berufsgruppen der Psychotherapeuten, Musiktherapeuten und Berater dar. Es liefert dabei vor allem erste Ansätze zur Thematisierung von Audiobiografie und Hörerleben in Therapie und Beratung. Die Implementierung einer Psychologie des Hörens ist wiederum von der Umsetzung, Evaluierung und Rückmeldung durch Therapeuten und Berater abhängig.

Da das Hören für viele weitere Berufsgruppen in der Kommunikation und Interaktion mit Menschen bedeutsam ist, erscheint es nahe liegend, die Anwendbarkeit einer Psychologie des Hörens in weiteren Kontexten zu prüfen. Neben der wissenschaftlichen Weiterentwicklung einer Psychologie des Hörens geht es dabei vor allem darum, dem Hören in Alltag und Biografie mehr Aufmerksamkeit zu schenken. Auch der akustische Raum und die Selbstbestimmung des Menschen in diesem wollen geschützt und bewusst gestaltet werden. Lebensräume sind auch unter akustischen Kriterien nachhaltig und menschenfreundlich zu gestalten. Wir Menschen können unsere Ohren nicht verschließen. Wir sind bei der Auswahl akustischer Information vielmehr auf unsere selektive Wahrnehmung und Aufmerksamkeit angewiesen. Umso wichtiger ist es, die Hörräume, in denen wir uns tagtäglich bewegen, bewusst und liebevoll zu gestalten, um das Erleben von Geborgenheit im Alltag (vgl. Mogel 2016, S. 65–78) bestmöglich akustisch unterstützen zu können.

Musik und Klang wirken unmittelbar auf Psyche und Körper des Menschen. Nutzen Sie dieses unbegrenzte Potenzial, das darin liegt und schützen Sie Ihren persönlichen akustischen Raum. Gestalten Sie Ihre Hörerfahrungen so, dass Sie Ihr persönliches Erleben bereichern und Ihnen dabei helfen, das Leben zu führen, das Sie persönlich wirklich führen wollen.

Fragen Sie sich dabei aufrichtig: Wie soll mein Leben klingen?

Was Sie aus diesem *essential* mitnehmen können

- Die Psychologie des Hörens kann als ein ganzheitlicher Zugang zum Phänomen des Hörens beim Menschen beschrieben werden. Sie thematisiert dabei vor allem Hörphänomene in Alltag und Biografie des Menschen.
- Die Audiobiografie ist die persönliche Hörgeschichte eines jeden Menschen und lässt sich sowohl chronologisch als auch phänomenologisch beschreiben.
- Das Hörerleben wird von der Audiobiografie maßgeblich beeinflusst – jeder Mensch hat seine persönliche Audiobiografie stets mit sich.
- Ihre eigene Audiobiografie lässt sich anhand konkreter Hör-Stationen und der damit verbundenen Kontextinformationen explorieren. Diese Bewusstseinsbildung kann als Grundlage für die therapeutische Arbeit und die Thematisierung der Audiobiografie im therapeutischen Prozess dienen.
- In der therapeutischen Praxis können Sie Ihren Klienten dabei helfen, Musik und Klang als wichtige Ressource wieder zu entdecken, um eine Aktualisierung positiv konnotierter, jedenfalls aber emotional gefärbter Erinnerungen (Klang-Konnotationen), sowie die motivationale und emotionale Spontanwirkung von Musik und Klang zu erfahren.

© Springer Fachmedien Wiesbaden 2016
A. Waid, *Audiobiografie und Hörerleben*, essentials,
DOI 10.1007/978-3-658-13526-3

Literatur

Antonovsky A (1997) Salutogenese. Zur Entmystifizierung der Gesundheit. Dgvt, Tübingen

Boesch E (1980) Kultur und Handlung. Einführung in die Kulturpsychologie. Huber, Bern

Breuer F (2010) Reflexive grounded theory. Eine Einführung für die Forschungspraxis. Springer VS, Wiesbaden

Carney J (Regie), Bregman A, Armbrust T (Produktion) (2014) Begin again [DVD]. Entertainment One, Toronto

Clayton M (2009) The social and personal functions of music in cross-cultural perspective. In: Hallam S, Cross I, Thaut M (Hrsg) The Oxford handbook of music psychology. Oxford University Press, Oxford, S 35–44

Covey SR (2013) Die 7 Wege zur Effektivität. Prinzipien für persönlichen und beruflichen Erfolg. GABAL, Offenbach

Cross I (2003) Music, cognition, culture, and evolution. In: Peretz I, Zatorre R (Hrsg) The cognitive neuroscience of music. Oxford University Press, New York, S 42–56

Deutsch D (2012) The psychology of music. Academic Press, London

Gordon T (1970) Parent effectiveness training. Wyden, New York

Harrer ME, Weiss H (2016) Wirkfaktoren der Achtsamkeit – wie sie die Psychotherapie verändern und bereichern. Schattauer, Stuttgart

Hüther G, Krens I (2005) Das Geheimnis der ersten neun Monate. Unsere frühesten Prägungen. Beltz, Weinheim

Hüther G (2011) Was wir sind und was wir sein könnten. Ein neurobiologischer Mutmacher. S. Fischer, Frankfurt a. M.

Imhof M (2003) Zuhören. Psychologische Aspekte auditiver Informationsverarbeitung. Vandenhoeck & Ruprecht, Göttingen

Lehrer J (2010) Prousts Madeleine. Hirnforschung für Kreative. Piper, München

Mayring Ph (2010) Qualitative Inhaltsanalyse. Grundlagen und Techniken. Beltz, Weinheim

Miller WR, Rollnick S (2013) Motivational interviewing. Helping people change. Guilford Press, New York

Mogel H (1984) Ökopsychologie. Eine Einführung. Kohlhammer, Stuttgart

Mogel H (1990) Bezugssystem und Erfahrungsorganisation. Hogrefe, Göttingen

Mogel H (1995) Geborgenheit. Psychologie eines Lebensgefühls. Springer, Heidelberg

© Springer Fachmedien Wiesbaden 2016

A. Waid, *Audiobiografie und Hörerleben*, essentials,

DOI 10.1007/978-3-658-13526-3

Mogel H (2008a) Geborgenheit. In: Auhagen AE (Hrsg) Positive psychologie. Anleitung zum „besseren" Leben. Beltz, Weinheim, S 50–64

Mogel H (2008b) Psychologie des Kinderspiels: Von den frühesten Spielen bis zum Computerspiel. Springer, Heidelberg

Mogel H (2016) Geborgenheit: Quelle der Stärke. Wie ein Lebensgefühl uns Kraft gibt. Springer, Berlin

Parncutt R (2005) Pränatale Erfahrung und die Ursprünge der Musik. In: Oberhoff B (Hrsg) Die seelischen Wurzeln der Musik: Psychoanalytische Erkundungen. Psychosozial-Verlag, Gießen, S 21–40

Parncutt R (2009) Prenatal development and the phylogeny and ontogeny of music. In: Hallam S, Cross I, Thaut M (Hrsg) The Oxford handbook of music psychology. Oxford University Press, Oxford, S 219–228

Rogers CR (1965) Client-centered therapy. Houghton Mifflin, New York

Roth G, Strüber N (2014) Wie das Gehirn die Seele macht. Klett-Cotta, Stuttgart

Schafer RM (1977) The soundscape. Our sonic environment and the tuning of the world. Knopf, New York

Schafer RM (2002) Anstiftung zum Hören. HBS Nepomuk, Aarau

Schafer RM (2006) Soundscape – Design für Ästhetik und Umwelt. In: Bernius V (Hrsg) Der Aufstand des Ohrs – die neue Lust am Hören. Vandenhoeck & Ruprecht, Göttingen, S 141–152

Scharmer O (2005) Theorie U: Von der Zukunft her führen. Presencing als soziale Technik der Freiheit. Institute of Technology, Massachusetts

Schick H (2012) Entwicklungspsychologie der Kindheit und Jugend. Ein Lehrbuch für die Lehrerausbildung und schulische Praxis. Kohlhammer, Stuttgart

Schönhammer R (2009) Einführung in die Wahrnehmungspsychologie. Sinne, Körper, Bewegung. Facultas, Wien

Spitzer M (2002) Musik im Kopf: Hören, Musizieren, Verstehen und Erleben im neuronalen Netzwerk. Schattauer, Stuttgart

Thomae H (1985) Dynamik des menschlichen Handelns. Ausgewählte Schriften zur Psychologie 1944–1984. Bouvier, Bonn

Thomae H (1996) Das Individuum und seine Welt. Hogrefe, Göttingen

Thomas RM, Feldmann B (2002) Die Entwicklung des Kindes. Ein Lehr- und Praxisbuch. Beltz, Weinheim

Tomatis A (2009) Der Klang des Universums. Vielfalt und Magie der Töne. Patmos, Düsseldorf

Trainor L (2008) The neural roots of music. Nature 453:598–599

Waid A (2015) Die Psychologie des Hörens. Theoretische Fundierung von und empirische Erhebungen zu Audiobiografie, Hörerleben und Hörverhalten als Grundlage für eine integrative Theoriebildung. University Press, Kassel

Weinberger N (2004) Music and the brain. Sci Am 291:66–73

Wilkins RW, Hodges DA, Laurienti PJ, Steen M, Burdette H (2014) Network science and the effects of music preference on functional brain connectivity: from Beethoven to Eminem. Scientific Rep 4:6130. doi:10.1038/srep06130